緊急度と色でわかる

\すごく/
役立つ

皮膚の見方

Gakken

監修者・執筆者一覧 ［掲載項目順］

監修

岩澤うつぎ	東京都立広尾病院皮膚科 部長

執筆

岩澤うつぎ	（前掲）
植松悟子	国立研究開発法人 国立成育医療研究センター救急診療科 診療部長
前川武雄	自治医科大学附属病院皮膚科 准教授
出月健夫	NTT東日本関東病院皮膚科 主任医長
今門純久	日本赤十字社医療センター皮膚科 部長
大谷稔男	公益財団法人大原記念倉敷中央医療機構 倉敷中央病院皮膚科 主任部長
鹿児山　浩	富山大学学術研究部医学系皮膚科学 助教
日野治子	公立学校共済組合 関東中央病院皮膚科 皮膚科特別顧問
堀口葉子	国家公務員共済組合連合会 虎の門病院皮膚科
石井則久	国立療養所多磨全生園 園長
沢田泰之	東京都立墨東病院皮膚科 部長
舩木曜子	前・東京都立墨東病院感染症科病棟 看護師長／感染管理認定看護師
佐々木りか子	医療法人社団梨仁会 梨の花ひふ科 院長
関根万里	公益財団法人東京都保健医療公社 荏原病院皮膚科 部長
小林　裕	東京都立広尾病院歯科・口腔外科 部長
高柳たかね	医療法人社団林会 林クリニック
鈴木貴子	東京都立広尾病院皮膚科
山崎研志	東北大学大学院医学系研究科皮膚科学分野 准教授
森田尚樹	東京都立広尾病院形成外科 部長
井上卓也	佐賀大学医学部附属病院皮膚科 准教授

●本書は，『月刊ナーシング』2016年10月増刊号（Vol.36 No.12）「見てわかる 患者の異変図鑑 よく聞くけれど実はきちんと見ていない危険な病態や皮膚症状」，同2018年4月増刊号（Vol.38 No.5）「危険な変化・症状を見逃さない！ 見てわかる 皮膚の色でわかること図鑑」を再掲・再構成したものです．

編集担当：本間明子，須川真由美　　表紙・本文デザイン：野村里香　　表紙イラスト：坂木浩子
本文イラスト・DTP：真興社

はじめに

春です.

この春から新しく看護師になられた皆さま,おめでとうございます.

久しぶりに職場復帰された方,はじめて病棟勤務になる方もいらっしゃるでしょう.春は新生活の始まりですね.新年度は人の異動や環境の変化があったりして,ワクワク,ソワソワします.しかし,毎日の業務の中でハラハラ,ドキドキはあまりしたくないですね.本書は,そんなハラハラ,ドキドキするような状況が起きたときどんな対応をしたらよいのかを,皮膚の所見を中心に述べています.

2016年に看護総合情報誌『月刊ナーシング』10月増刊号「見てわかる患者の異変図鑑」,その後,2018年に同4月増刊号「皮膚の色でわかること図鑑」を監修いたしました.

「見てわかる患者の異変図鑑」では多くの皮膚科医師にご執筆いただき,さまざまな「異変」を紹介しました.主に皮膚に変化が生じる異変ですので,"見てわかる"ということはその後の迅速な対応につながります.さまざまな症状があるなかで,ちょっとした変化を見逃さないことが"デキるナース"への近道ではないでしょうか.

「皮膚の色でわかること図鑑」では,皮膚の変化を赤,紫,黒,白,黄,茶,緑,青に分類し,それぞれの色の疾患を紹介しました.皮膚疾患は数多くあり,色もさまざまです.ときに,「人間の皮膚がこんな色になるんだ」と驚くこともあります.体の変化が色となり,「なんとかしてほしい」と主張しているのかもしれません.

今回はこの2号を合わせて,1冊の書籍として再編集しました.写真や内容も一部ブラッシュアップしています.勤務の際には本書を傍らに置いていただき,皮膚の変化が生じたら,いち早く気づいてあげてください.あなたのその気づきが,患者さんを早く元気にしてあげられるかもしれません.

皮膚科は記載学といわれていますが,ぜひ一度,皮膚科医のカルテをのぞいてみてください.皮膚の状態,色調,大きさ,範囲などが書かれているはずです.皮膚の状態を説明するための用語があります.本書でもはじめにその解説をしています.まずは用語を理解し,活用していただけると皮膚疾患への理解が深まると思います.

*

本書の作成にあたり,ご執筆いただいた先生方,いつもギリギリの原稿を待っていてくださった編集部の本間明子様,宇喜多具家様,須川真由美様に厚く御礼申し上げます.

2020年3月

岩澤うつぎ

忙しい看護現場でもすぐできる！
緊急度と色でわかる
皮膚の見方

3 章　皮膚の色ごとの特徴がわかる！

岩澤うつぎ

1 章

まずはおさえておきたい基本のキ

皮疹の見方と
記載方法

まずはおさえておきたい基本のキ
皮疹の見方と記載方法

皮膚に現れる病変はさまざまですが，その分類や名称にはおさえておくべき基本があります．なかには，「よく聞くけれど，実はどんな見え方をするのかよくわからない」というものもあるかもしれません．ここではまず，それらの基本を写真で再確認してみましょう．

皆さんは，皮膚科医のカルテ記載を見たことはあるでしょうか？ ふだん見たことのない用語や漢字が並んでいるはずです．

皮膚科医は，皮膚(**図1**)に起こっている変化を観察し診察をしています．皮膚に現れる病変を総じて「発疹(ほっしん)」もしくは「皮疹(ひしん)」といいます．皮疹にはいろいろな種類のものがあり，皮膚科医は観察したことを皮疹の種類，大きさ，色調に分けて記載しており，その記載を読めばどのような変化が起こっているか，ほかの人にも伝えることができます．

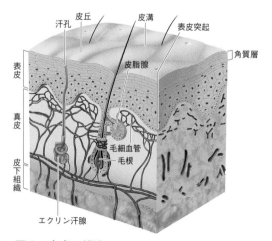

汗孔　皮丘　皮溝　表皮突起
角質層
表皮　皮脂腺
真皮
毛細血管
毛根
皮下組織
エクリン汗腺

図1　皮膚の構造

原発疹 (p.10〜)

原発疹は，健常皮膚に最初にできる皮疹のことである．原発疹には次のようなものがある．

斑 はん

斑とは，皮膚面状に隆起せず，一定の大きさの限局した病変をいう．

◎**紅斑**：真皮乳頭部と乳頭下層の血管拡張のため紅く見える．硝子圧法(しょうしあっ)(ガラス板によって皮膚を圧迫し，紅斑と紫斑を区別する検査法)により色が消える．

◎**紫斑**：真皮内もしくは，皮下組織の出血により紅紫色を呈する．硝子圧法で消えない．

◎**白斑**：メラニンの減少もしくは消失により色が白く見えるもの．

◎**色素斑**：主にメラニンが増加して色調が変化したもの．

丘疹 きゅうしん

直径5mm程度までの皮膚面から隆起したもの．

結節 けっせつ

約5mmから3cm以下の充実性の隆起．小さいものは小結節とよばれる．

腫瘤 しゅりゅう

約3cm以上の限局性の充実性隆起をいう.

膨疹 ぼうしん

真皮上層の一過性の浮腫. 短時間で瘢痕を残さず消える. じんましんのときに現れる.

水疱 すいほう

表皮内あるいは表皮・真皮境界部に透明な水様性の内容物を有する皮膚の隆起.

膿疱 のうほう

水疱の内容物が白血球により膿汁となり黄色に濁って見えるもの.

囊腫 のうしゅ

真皮内に生じた壁を有する袋状のもので, 中に液体や細胞成分などが入っている.

続発疹 (p.15〜)

時間経過とともに続発して生じる発疹を続発疹という.

表皮剝離 ひょうひはくり

掻破によって生じた表皮の小欠損.

びらん

表皮の部分的欠損. 瘢痕を残さず治る.

潰瘍 かいよう

表皮を越えて真皮または皮下組織に達する欠損で, 瘢痕を残して治る.

亀裂 きれつ

皮膚の線状の切れ目で, しばしば痛みを伴う.

鱗屑 りんせつ

角質が皮膚表面に異常に蓄積した状態をいう.

落屑 らくせつ

鱗屑がはがれて脱落する状態をいう.

痂皮 かひ

俗にいうかさぶたで, 滲出液・膿汁などが固まり皮膚表面に付着したもの.

膿瘍 のうよう

真皮または皮下に膿汁のたまったもの.

瘢痕 はんこん

潰瘍や創傷が治ったあとにできる傷跡.

胼胝 べんち

表皮角質層の限局性の増殖肥厚をいう.

壊疽 えそ

血行障害あるいは細菌感染などにより壊死組織になること.

萎縮 いしゅく

皮膚表面が薄くなり, 表面が平滑またはしわ状となった状態.

*

以上, 原発疹と続発疹を挙げてみましたが, いかがでしょうか. 画数の多い漢字がたくさん出てきました. 読み方もむずかしいです. まるで外国語のようです.

私が皮膚科医になりたての頃は, 毎日漢字の練習をして, 皮疹を覚えました.

しかし, この皮疹の見方, 記載方法をマスターすると, 皮疹の写真がなくても, どのような異変が起きているかを他の人に伝えることができます.

「○○さんの殿部が赤くなっています」だけではさっぱりわかりません. 褥瘡? 帯状疱疹? かぶれ? しかし「○○さんの殿部に帯のように紅斑があり, その上に水疱ができています」と言われたら, 帯状疱疹だとわかります.

本書は, このように見てわかる異変を緊急度別・色の特徴別にわかる構成としました. 本書を参考にして, みなさんがいち早く患者さんの異変に気づいてあげてください.

(岩澤うつぎ)

原発疹 健常皮膚に最初にできる皮疹のこと

斑（はん） 斑とは，皮膚面状に隆起せず，一定の大きさの限局した病変をいう.

◎紅斑
真皮乳頭部と乳頭下層の血管拡張のため紅く見える.
硝子圧法により色が消える.

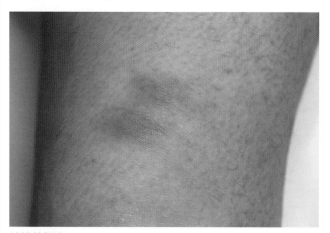

結節性紅斑

接触皮膚炎

◎紫斑
真皮内もしくは，皮下組織の出血により紅紫色を呈する.
硝子圧法で消えない.

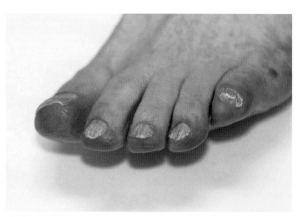

凍瘡

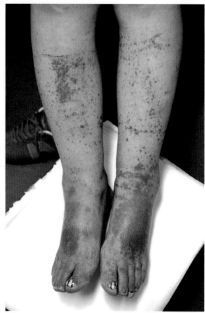

IgA血管炎

原発疹

◎白斑

メラニンの減少もしくは消失により色が白く見えるもの.

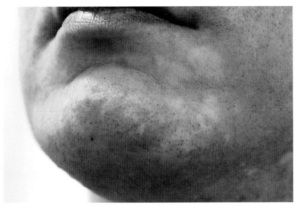

尋常性白斑

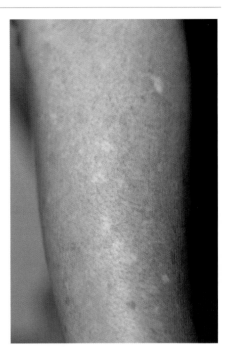

老人性白斑

◎色素斑

主にメラニンが増加して色調が変化したもの.

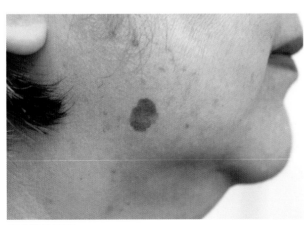

老人性色素斑

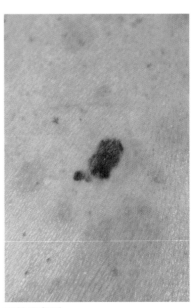

悪性黒色腫

原発疹

丘疹 きゅうしん | 直径5mm程度までの皮膚面から隆起したもの.

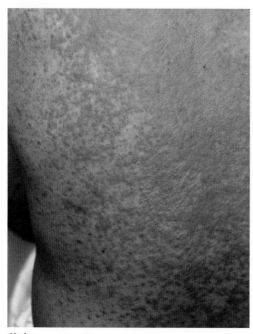

薬疹

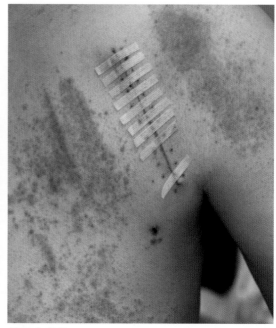

接触皮膚炎

結節 けっせつ | 約5mmから3cm以下の充実性の隆起. 小さいものは小結節とよばれる.

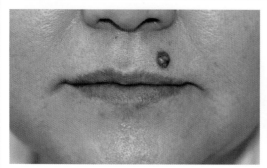

母斑

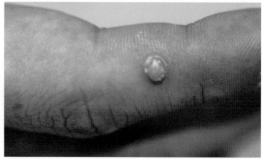

線維腫

原発疹

腫瘤 （しゅりゅう） | 約3cm以上の限局性の充実性隆起をいう.

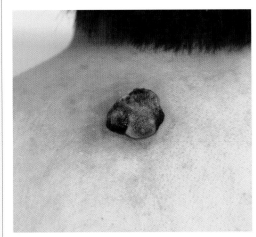

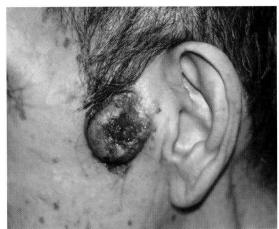

毛細血管拡張性肉芽腫

有棘細胞がん

膨疹 （ぼうしん） | 真皮上層の一過性の浮腫.短時間で瘢痕を残さず消える.じんましんのときに現れる.

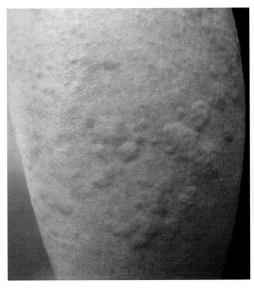

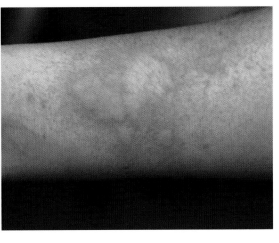

じんましん

原発疹

水疱 すいほう
表皮内あるいは表皮・真皮境界部に透明な水様性の内容物を有する皮膚の隆起.

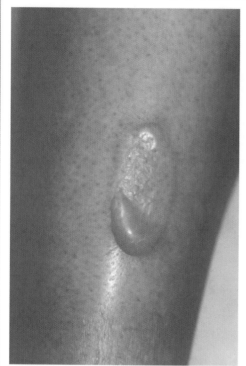

熱傷

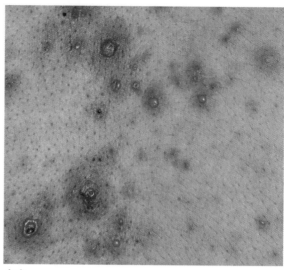

水痘

膿疱 のうほう
水疱の内容物が白血球により膿汁となり黄色に濁って見えるもの.

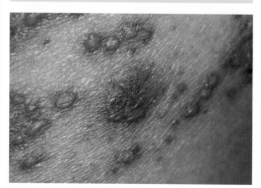

帯状疱疹

囊腫 のうしゅ
真皮内に生じた壁を有する袋状のもので,中に液体や細胞成分などが入っている.

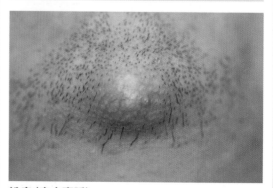

粉瘤(表皮囊腫)

続発疹
時間経過とともに続発して生じる発疹を続発疹という

表皮剥離 ひょうひはくり
掻破によって生じた表皮の小欠損.

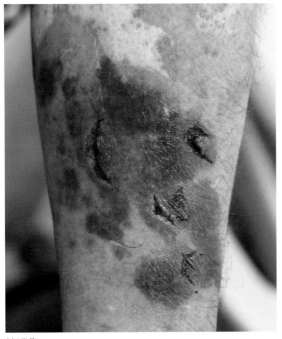

擦過傷

びらん
表皮の部分的欠損.瘢痕を残さず治る.

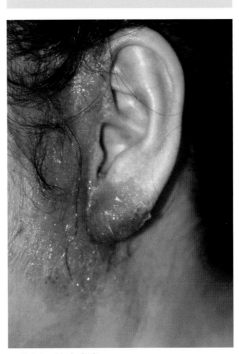

アトピー性皮膚炎

潰瘍 かいよう
表皮を越えて真皮または皮下組織に達する欠損で,瘢痕を残して治る.

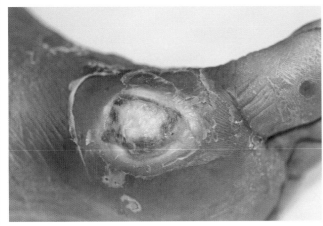

糖尿病性潰瘍

15

亀裂 きれつ

皮膚の線状の切れ目で,しばしば痛みを伴う.

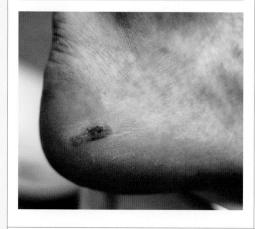

鱗屑 りんせつ

角質が皮膚表面に異常に蓄積した状態をいう.

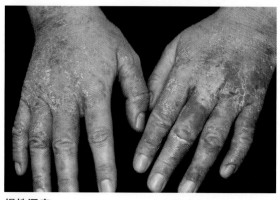

慢性湿疹

落屑 らくせつ

鱗屑がはがれて脱落する状態をいう.

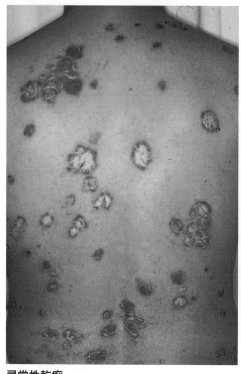

尋常性乾癬

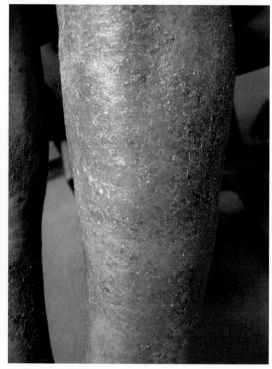

皮脂欠乏性湿疹

続発疹

痂皮 (かひ)

俗にいうかさぶたで，滲出液・膿汁などが固まり皮膚表面に付着したもの．

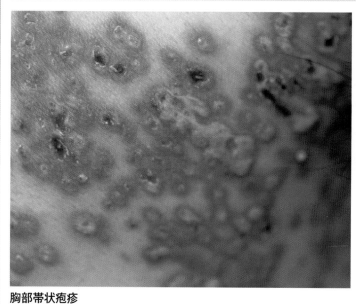

胸部帯状疱疹

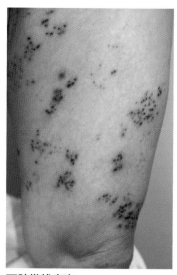

下肢帯状疱疹

膿瘍 (のうよう)

真皮または皮下に膿汁のたまったもの．

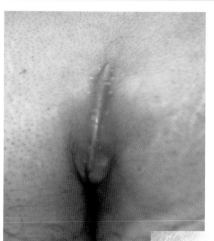

殿部手術創の膿瘍

膿汁

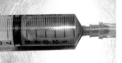

胼胝 (べんち)

表皮角質層の限局性の増殖肥厚をいう．

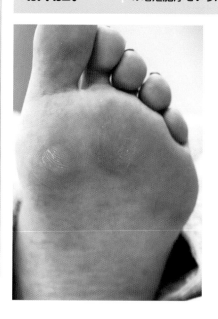

続発疹

瘢痕 はんこん | 潰瘍や創傷が治ったあとにできる傷跡.

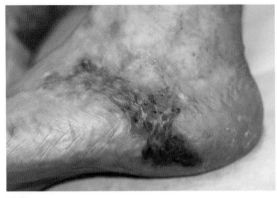

熱傷

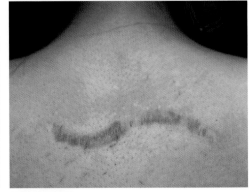

背部手術瘢痕

壊疽 えそ | 血行障害あるいは細菌感染などにより壊死組織になること.

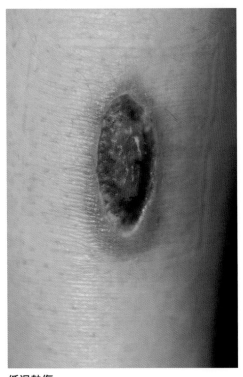

低温熱傷

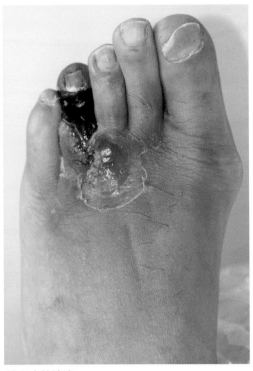

糖尿病性壊疽

2 章

皮膚症状の
緊急度がわかる！

見つけたときの
対応がわかる
ポイント付き！

緊急対応
発見しだい，すみやかに報告．治療しなければ命にかかわる
場合がある．もしくは，ほかの患者への伝播リスクがある．

早急報告
発見しだい，すみやかに報告．医師の指示によって，治療す
るか経過観察かが決まる．

要報告
発見後，数時間以内（勤務帯内）の報告が望ましい．増悪ま
でに猶予がある疾患．

要経過観察
直接的に命に影響があるわけではないが，必要なケアを行い
ながら，自覚症状や皮膚症状の変化の追視が必要な疾患．

頸静脈怒張
（クスマウル徴候）

見つけたら…
早急報告

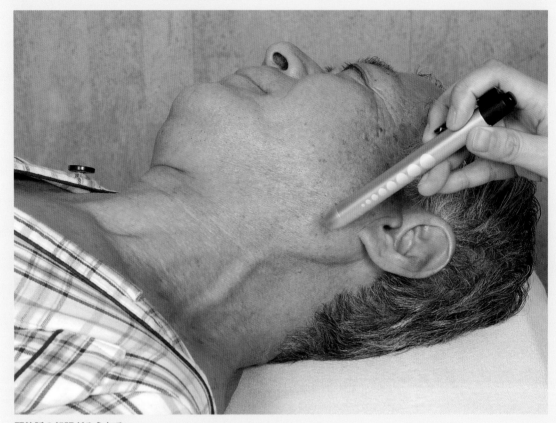

頸静脈の怒張がみられる.

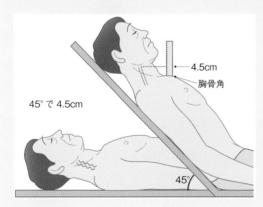

45°で4.5cm

4.5cm
胸骨角

図1　頸静脈怒張の診察法
上半身を45°起こして右の内頸静脈を観察する.
胸骨角から定規で内頸静脈の拍動の最強点まで
の距離を測る．4.5cmが正常で，それ以上であ
れば頸静脈怒張と考えてよい.

頸静脈怒張（クスマウル徴候）とは

　頸静脈が通常より拡張しており，ぱんぱんに張っている（怒張）状態のことで，吸気時に観察されることをクスマウル徴候とよぶ（図1）.

どんなときに起こるか

　頸静脈怒張は右心不全（図2）が原因で起こることが多い.

　右心不全の状態では右心系内に血液がうっ滞する．その結果，全身から戻ってきた血液は右心系に入りにくくなり，右心系の手前で滞ってしまう．右房と頸静脈のあいだに弁構造はないので，必然的に頸静脈が膨れることになる.

　右心不全を引き起こす疾患には，肺梗塞，慢性閉塞性肺疾患（COPD）などの肺の疾患やうっ血性心不全などがある．さらに血栓や動脈瘤などで起こる場合もある.

治療法

　バイタルサインの確認，心エコーやCTで検査する.

ナースはここに注意する！

　急変の可能性もあるので，医師に連絡し注意深く観察する.

（岩澤うつぎ）

肺梗塞

pulmonary infarction
誤って肺塞栓症と同義に用いられていることがあるが，肺梗塞は肺動脈の閉塞により末梢流域の肺組織が出血壊死したもののみをさし，肺塞栓症のうちの10％程度といわれる.

2 皮膚症状の緊急度がわかる！

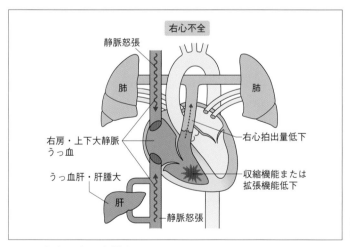

右心不全は，右室，右房圧が上昇し，ひいては静脈系に血流がうっ滞する.

図2　右心不全の病態生理

引用・参考文献
1）Jules Constant：ベッドサイドの心臓病学.（広沢弘七郎ほか監訳），南江堂，1988.

COPD：chronic obstructive pulmonary disease，慢性閉塞性肺疾患

口唇・口腔粘膜のチアノーゼ
（中枢性チアノーゼ）

見つけたら…

緊急対応

（慢性期は要経過観察）

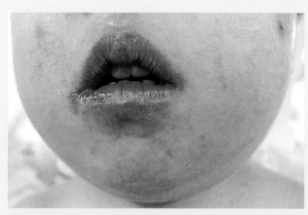

A：口唇チアノーゼ
角質層が薄い口唇では，組織の毛細血管の色調変化をとらえやすい.

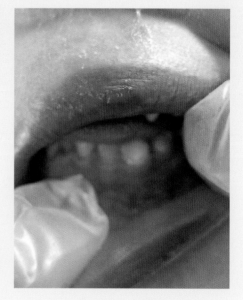

B：口腔粘膜チアノーゼ
粘膜は，直下にある組織の毛細血管の色調変化をより認識しやすい部位である．口腔内までしっかり観察することで，チアノーゼをとらえることができる可能性がある.

口唇・口腔粘膜のチアノーゼとは

　中枢性チアノーゼの1つの症状である．チアノーゼとは，皮膚や粘膜の暗紫色変化であり，毛細血管内の血液中の還元ヘモグロビン濃度が5g/dL以上になると出現する．また，異常ヘモグロビン血症などのヘモグロビン自体が原因となる場合もある.

還元ヘモグロビン

酸素と結合していないヘモグロビン.

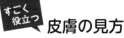

中枢性チアノーゼは全身に暗紫色変化を認めるが，口唇は角質層がほかの皮膚よりも薄いこと，口腔粘膜は角質層がないことにより，真皮組織の毛細血管内の血液の色調変化を認識しやすい（**写真B**）．

どんなときに起こるか

正常では動脈血酸素飽和度100％，毛細血管内の血液酸素飽和度85％である．血液ヘモグロビン濃度15g/dLの場合，動脈血酸素飽和度の低下により，毛細血管内の血液酸素飽和度が67％以下になると，還元ヘモグロビン濃度が5g/dL以上となりチアノーゼが出現する．動脈血酸素飽和度の低下をきたす，呼吸障害，血液の右左シャント（静脈血が肺での酸素化を経ずに動脈血に流入），および，高地環境による肺胞内の酸素分圧低下の3つが主たる原因である．そのほかの原因としては，ヘモグロビンの異常によるものがある（**表1**）．

治療法

急性発症か慢性的な病態か，また，原因により対応は異なる．呼吸障害，肺胞内酸素分圧低下の場合にはただちに酸素投与を行い，換気障害などであれば，人工呼吸管理を考慮する．右左シャントの場合には，慢性的な病態であることが多く，根本的な原因の治療が必要であり，急性増悪がない限り酸素投与は必須ではない．

血液性チアノーゼについても，慢性的な病態で安定した状態以外では，十分な酸素投与が必要であることが多く，高流量酸素投与を迅速に開始する．薬剤治療，交換輸血も考慮する．

ナースはここに注意する！

チアノーゼの出現に最も影響するのは，総ヘモグロビン濃度であり，貧血では還元ヘモグロビン濃度も低くなるので，同じ酸素飽和度でもチアノーゼを認めない．チアノーゼ＝低酸素血症ではないことに留意する． （植松悟子）

異常ヘモグロビン血症

赤血球のヘモグロビンの形態または機能異常により酸素結合能や運搬能が低下する病態．

シャント

毛細血管（または肺や心臓などの臓器）を通らずに，静脈血と動脈血が交わる状態．

血液性チアノーゼ

異常ヘモグロビンによりチアノーゼが惹起される病態の総称．

2 皮膚症状の緊急度がわかる！

表1 中枢性チアノーゼの原因

1．呼吸機能障害		2．右左シャント	
1）肺胞低換気	呼吸中枢の異常 神経筋疾患 重症肺炎や間質性肺炎など	1）先天性心疾患	チアノーゼ性心疾患 Eisenmenger症候群
		2）先天性肺血管異常	肺動静脈瘻，肺血管腫
2）換気血流比不均衡	広範な無気肺や肺炎 重症気管支喘息発作 気道異物	**3．肺胞内酸素分圧低下**	
		高地環境	
3）拡散障害	肺胞の障害（肺炎，無気肺，慢性肺疾患など） 肺毛細血管血液量の減少	**4．血液性チアノーゼ**	
		ヘモグロビンの異常	先天性・2次性メトヘモグロビン血症 スルホヘモグロビン血症など

爪（爪床）のチアノーゼ
（中枢性・末梢性チアノーゼ）

見つけたら…
緊急対応
（慢性期は要経過観察）

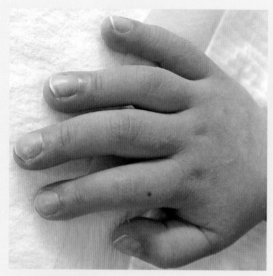

A：手の爪（爪床）

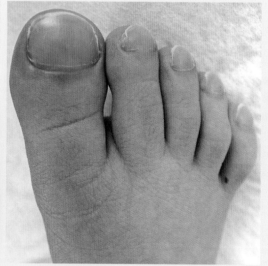

B：足の爪（爪床）

身体の末端である指先ではチアノーゼが出現しやすい．爪は，爪床組織の毛細血管が透けて見え，最もチアノーゼを認識しやすい部位の1つである．

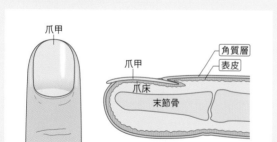

図1　爪の構造
爪甲（爪）は，ほぼ透明であり，直下の爪床組織の毛細血管が透けて見える．
爪床の毛細血管内の血液の酸素飽和度が67%以下になるとチアノーゼを認める（貧血があると認めにくい場合もある）．

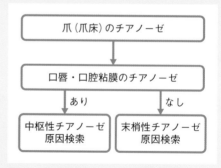

図2　爪（爪床）チアノーゼの対応

爪（爪床）のチアノーゼとは

中枢性チアノーゼの1つの症状である．爪甲の直下に存在する爪床部に認めるチアノーゼをさす．爪甲はほぼ透明であり，爪床の毛細血管内の血液が透けて見えるため，チアノーゼを確認しやすい部位である（図1）．

チアノーゼ出現のメカニズムは口唇など，ほかの部位と同様である．

この部位のチアノーゼは末梢性でも認めることがある．鑑別方法は，口唇や口腔粘膜のチアノーゼを伴えば，中枢性である．指尖の冷感を伴う場合，末梢性チアノーゼの可能性もあるので，口唇等のチアノーゼの有無の確認が必要である．

どんなときに起こるか

中枢性または，末梢性チアノーゼをきたす病態や原因のどちらでも起こりうる（p.22，26，36参照）．口唇・口腔粘膜のチアノーゼの有無を確認する（図2）．

急性発症：呼吸機能障害，循環障害，2次性メトヘモグロビン血症など
慢性発症，反復する：血管病変，レイノー現象など

治療法

中枢性か末梢性かにより原因や対応は異なる．中枢性，末梢性どちらの場合でも，急性発症か慢性的な病態かによっても対応が異なる．

急性発症であれば，ただちに酸素投与を行う．呼吸障害と循環障害について慎重に鑑別し，それぞれの病態に応じた緊急対応が必要である．

異常ヘモグロビンに伴う症状では，酸素投与を行いつつ，薬剤治療，交換輸血について考慮する．

ナースはここに注意する！

爪（爪床）のチアノーゼは，中枢性と末梢性の原因いずれにも起こりうるので，どちらの原因か判断をすることが大切である．さらに，各原因の鑑別を行い緊急対応が必要となる病態を見逃さないことが重要である．

（植松悟子）

2
皮膚症状の緊急度がわかる！

2次性メトヘモグロビン血症

薬剤，一酸化炭素中毒などが原因で異常ヘモグロビンが増加した状態．

レイノー現象

寒冷や情動的ストレスにより起こる一過性の指趾の血管攣縮．膠原病などによる2次性が多い（p.40参照）．

交換輸血

瀉血と輸血を反復して体内の血液を置換すること．

25

四肢のチアノーゼ
（末梢性チアノーゼ）

見つけたら…

緊急対応

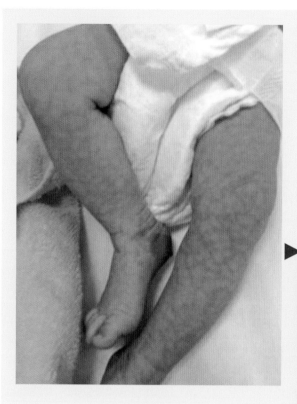

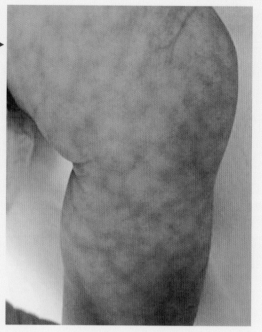

下肢全体に網状チアノーゼを認める．下腿の
み，手や足のみなど，状態に応じて部位の範囲
はさまざまである．

膝部分の拡大

四肢のチアノーゼとは

　毛細血管内の血流速度が低下することにより，血液が毛細血管内
に停滞して，より多くの酸素が組織に移行し酸素飽和度が低下する
ために認められるチアノーゼをさす．動脈血酸素飽和度の低下によ
るものではないので，口唇，口腔粘膜などには出現せずに，四肢や
鼻尖などに認める．

どんなときに起こるか

末梢性チアノーゼでも，重篤な病態が原因となることがある(**表1**)．中枢性チアノーゼと同様に，血中ヘモグロビン量により出現のしやすさが異なる．貧血，皮膚の状態，および環境により認めにくいことがあるので注意を要する．

治療法

各病態に応じた適切な対応が必要である．

1)末梢循環不全

循環不全の原因により対応は異なる．とくに，心不全の有無は重要であり，迅速な診断が必要である．心不全がないことが確認できれば，病歴と身体所見から脱水などによる循環血液量減少を確認して十分な補液を考慮する．

また，一般的に最も頻度が高く認められる寒冷曝露などの環境要因が原因であれば，ただちに原因を取り除いて保温する．

2)血管閉塞性疾患

ほかの部位の症状の有無を確認する(たとえば，片麻痺，一過性脳虚血症状などの脳血管症状，胸痛などの心筋梗塞症状)．足関節上腕血圧比(ABI，p.37脚注参照)，画像診断として血管超音波検査，血管造影，CTアンギオグラフィー，または，MRアンギオグラフィーを行い，ただちに循環器または血管外科にコンサルテーションする．血液検査は，血液線溶系(D-ダイマーなど)，自己免疫に関連する項目を確認しておく．

ナースはここに注意する！

寒冷曝露のみならず，心不全，重度の脱水，血管閉塞など重篤な病態の徴候でもあるので，心停止に至る可能性があることを念頭に置く．各病態に適した迅速な対応が必要である．

(植松悟子)

CTアンギオグラフィー

CT血管造影法．造影剤量は通常の血管造影より多いが，動脈の石灰化評価と壁在血栓なども評価可能．

MRアンギオグラフィー

MR血管造影法．放射線被曝がない利点はあるが，3次元画像はCT等に劣る．体内に金属があると検査不能．

表1　末梢性チアノーゼの原因

1. 末梢循環不全		2. 動脈閉塞性疾患	3. 静脈閉塞性疾患
1)低心拍出症候群	心不全(心筋症，心筋炎，開心術後など) 循環血液量減少性ショック(脱水，出血)	閉塞性動脈硬化症 血栓性動脈炎	血栓性静脈炎 静脈瘤
2)寒冷曝露	生理的反応，レイノー現象		
3)その他	敗血症，低血糖，レイノー現象など		
4)血液粘稠度の増加	赤血球増多症		

2 皮膚症状の緊急度がわかる！

ばち状指

見つけたら…

要報告

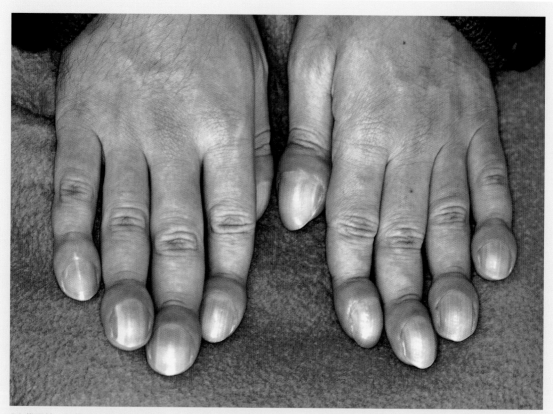

60代男性，気管支拡張症で加療中．上肢の指の先端が広くなり，爪の付け根が隆起し，くぼみがなくなっている．

ばち状指とは

　上肢・下肢の指の先端が広くなり，爪の付け根が隆起し，くぼみがなくなった状態である．肥厚した指が太鼓のばちのようであるので，ばち状指とよばれている．痛みなどはないが，重大な疾患の症状として現れることが多い．

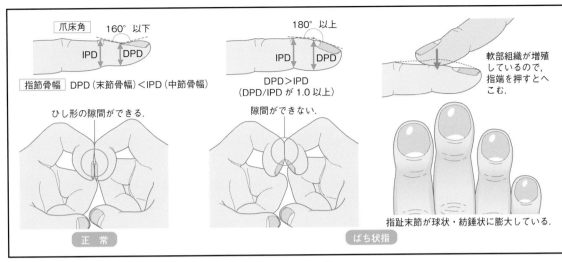

図1　ばち状指かどうかをみる方法（Schamroth sign test）
正常では引き出し線部に隙間があいている．ばち状指では後爪郭部は密着し，爪甲と爪甲が離れている．

2　皮膚症状の緊急度がわかる！

どんなときに起こるか

　後天性に起こるばち状指の約80％は肺疾患によるもので，その中でも肺がん，気管支拡張症などが多い．肺がんの場合は早期から現れることが多い．肺疾患以外では，先天性心疾患，細菌性心内膜炎，肝硬変，うっ血性心不全などで起こる．

治療法

　原疾患の治療をする．

ナースはここに注意する！（図1，表1）

　ばち状指を見つけたら原因疾患があると考え，精査する．

（岩澤うつぎ）

表1　ばち状指の原因疾患

・肺がん
・気管支拡張症
・先天性心疾患
・細菌性心内膜炎
・肝硬変
・うっ血性心不全
　など

引用・参考文献
　1）東禹彦：爪：基礎から臨床まで．第1版第7刷，金原出版，2013．

アナフィラキシー

見つけたら…

緊急対応

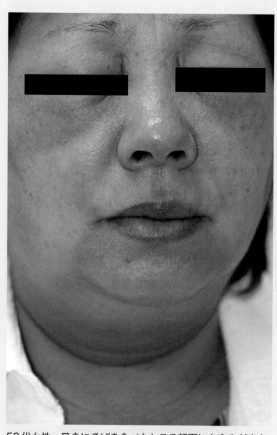

50代女性. 昼食にそばを食べたところ顔面にかゆみが出た. その後, 急速に全身にかゆみと紅斑が出現した. 目の周りが腫れて, 目が開かなくなった. 首回りも腫れている.

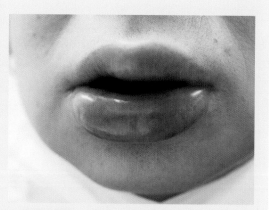

口唇の浮腫

アナフィラキシーとは

　アナフィラキシーとは,「アレルゲン等の侵入により, 複数臓器に全身性にアレルギー症状が引き起こされ生命に危機を与え得る過敏反応」のことである[1]. アナフィラキシーに血圧低下や意識障害を伴う場合を,「アナフィラキシーショック」という.

　アナフィラキシーの症状は全身の発疹, 瘙痒, 紅斑などの皮膚症状, 口唇, 舌の腫脹などの粘膜症状, 呼吸困難, 気道狭窄, 喘鳴などの呼吸器症状, 血圧低下, 意識障害などの循環器症状が数分から数時間以内に出現する.

瘙痒（そうよう）

掻きたくなる衝動を伴う皮膚, 鼻粘膜, 眼瞼結膜の不快な刺激感.

どんなときに起こるか

アナフィラキシーの多くはIgEが関与する免疫反応により発生する．最も多くみられる誘因は，食物，昆虫（ハチ，蟻）の毒，薬剤である（**表1**）．

治療法

治療法として，アドレナリン筋注，抗ヒスタミン薬，ステロイド剤などを使用する．

初期対応として以下を行う．

- 原則として立位でなく仰臥位にして下肢挙上させる．バイタルサインの確認．
- 院内救急体制を利用して支援要請を行う．
- 初期対応として，アドレナリンの筋肉注射を行う場合もある．

ナースはここに注意する！

アナフィラキシーを起こす可能性の高い患者には，アドレナリン自己注射薬であるエピペン®の携帯をすすめる．

（岩澤うつぎ）

表1　IgEが関与するアナフィラキシーの誘因

食物	小児	鶏卵，牛乳，小麦，甲殻類，ソバ，ピーナッツ，ナッツ類，ゴマ，大豆，魚，果物など
	成人	小麦，甲殻類，果物，大豆（豆乳），ピーナッツ，ナッツ類，アニサキス，スパイス，ソバ，魚など
昆虫		刺咬昆虫（ハチ，蟻）など
医薬品		β-ラクタム系抗菌薬，NSAIDs，生物学的製剤，造影剤，ニューキノロン系抗菌薬など
その他		天然ゴムラテックス，職業性アレルゲン，環境アレルゲン，食物＋運動，精液など

Anaphylaxis対策特別委員会編：アナフィラキシーガイドライン．p.4，日本アレルギー学会，2014．より抜粋

引用・参考文献
　1）Anaphylaxis対策特別委員会編：アナフィラキシーガイドライン．日本アレルギー学会，2014．

IgE

Immunoglobulin E，免疫グロブリンE

血中抗体タンパクの1つで，体内に抗原が侵入すると，IgE抗体を産生し，再び同一の抗原が体内に入ると抗原抗体反応を生じさせてそれを除去する．この抗原抗体反応が逆に働き，生体に有害な反応を引き起こすことを，防御反応（phylaxis）の反対の意味でアナフィラキシー（anaphylaxis）という．

アドレナリン自己注射薬

アドレナリンは，交感神経作動作用をもつ神経伝達物質で，血圧の上昇，気管支の拡張，粘膜浮腫の改善などに作用する．また，アナフィラキシー症状を引き起こす化学物質の放出抑制の作用がある．

エピペン®は，アドレナリンを注射針一体型の注射器にあらかじめ充填したキット製剤である．

アナフィラキシーショックとラテックスアレルギー　One Point

ラテックスは，ゴムの木の樹液を加工して作られる伸縮性のある薄い材料で，ゴム手袋など医療用にも用いられている．ラテックスに含まれるタンパク質がアレルゲンとなって，ラテックスアレルギーを発症する．じんましん，鼻炎，結膜炎，アナフィラキシーショックなど多彩な症状を呈する．

ラテックスアレルギーのハイリスクグループは，①職業：医療・介護従事者，食品製造業，清掃業，建設業，ラテックス工場従事者，②複数回の手術の既往（二分脊椎など），③アトピー体質または湿疹の保有，④果物や野菜アレルギー：バナナ，アボカド，栗，クワイ，パパイヤ，マンゴーなどである．

深部静脈血栓症
（DVT）

見つけたら…
緊急対応

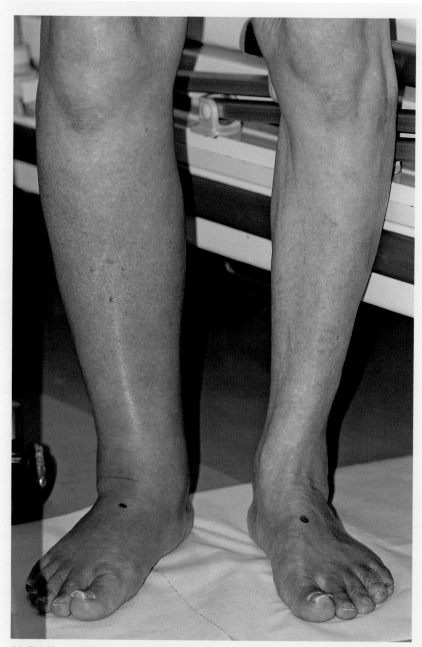

60代女性. 2週間前から右下肢が腫脹してきた. 発熱なし. 白血球, CRP上昇なし,
D-ダイマー5.5μg/mL（正常範囲0〜1）と上昇あり.

深部静脈血栓症（DVT）とは

　四肢の静脈には，筋膜より浅い表在静脈と深い部分にある深部静脈があるが，深部静脈に血栓ができる状態を深部静脈血栓症という．主に下肢静脈に起こりやすい．

　血栓がはがれて静脈血流によって肺に運ばれ，肺静脈を閉塞すると肺静脈血栓症を引き起こす．肺静脈血栓症は時に心停止となり突然死に至る場合もある．

　DVTの症状は，下肢の腫脹や足の倦怠感などであるが，発熱などはないことが多い．痛みはそれほどない．症状が進み血栓で血管が完全に詰まると，皮膚の色調が赤くなったり，青色に変色したりする．さらに進むと潰瘍形成や壊疽になる．

どんなときに起こるか

　DVTは，**表1**に示したような原因で起こりうるが，入院中の患者では血流のうっ滞による発生に最も注意すべきである．

　血流のうっ滞は，長期臥床や手術後の安静を保つために同じ姿勢をとったりすることで起こりやすくなる．飛行機に乗り同じ姿勢でいることでなることもあり，いわゆるエコノミークラス症候群ともよばれる．

治療法

　採血でD-ダイマー上昇の確認，造影CTで血栓の確認をする．循環器科あるいは心臓血管外科にコンサルトする．

ナースはここに注意する！

肺静脈血栓症は突然死に至る場合があるので，迅速に対応する．

（岩澤うつぎ）

壊疽

壊死した組織が腐敗菌に感染し腐敗した状態．

エコノミークラス症候群

飛行機内など狭い空間で同じ姿勢を長時間とり続けることで血栓ができ，DVTとなること．

表1　DVTの原因

① 血流のうっ滞	手術，長期臥床，飛行機搭乗（エコノミークラス症候群）
② 血液凝固亢進	先天性血栓性素因，悪性腫瘍，経口避妊薬，加齢
③ 血管の障害	膠原病，炎症，高ホモシステイン血症，加齢

DVT：deep vein thrombosis，深部静脈血栓症

静脈性下腿潰瘍

見つけたら...
要報告

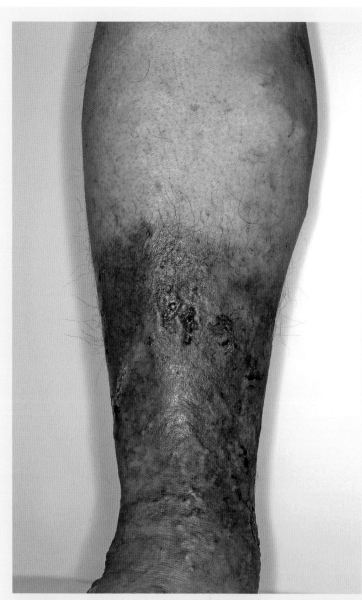

69歳男性．右下腿遠位1/2にびまん性の色素沈着があり，一部に虫喰い状の潰瘍形成がみられる．
足関節周囲では，無数の拡張した表在静脈が青色調に透見される．

静脈性下腿潰瘍とは

下腿に生じる潰瘍の総称を下腿潰瘍とよぶ．この中で静脈還流障害により生じるものが静脈性下腿潰瘍であり，下腿潰瘍の約8割を占める．そのほかの下腿潰瘍の原因としては，動脈性，膠原病，褥瘡，悪性腫瘍，感染症，接触皮膚炎などがある．

1次性静脈瘤や2次性静脈瘤（**表1**）による静脈還流障害により静脈血がうっ滞すると，静脈高血圧とよばれる状態となり，この状態が続くと下腿に皮膚炎を生じる．これに小外傷などが加わることにより潰瘍が生じ，腓腹筋の膨隆部から内果・外果下縁までの下腿遠位1/3の領域に好発する．

どんなときに起こるか

下肢静脈瘤に伴う皮膚症状（慢性的な下腿の皮膚炎，色素沈着，皮膚硬化）があり，打撲や擦過傷などの小外傷をきっかけに発症する．

治療法

静脈性下腿潰瘍の治療の基本は圧迫療法である．弾性包帯や弾性ストッキングによる圧迫療法により静脈高血圧を解消する．圧迫圧は足関節部において40〜50mmHgを目安とする．

圧迫療法と併せて，ストリッピング手術や血管内焼灼術を施行することで，潰瘍治癒後の再発リスクを軽減することができる．

ナースはここに注意する！

動脈性の血流障害（ASO，p.36参照）を合併している場合，圧迫療法により下肢の虚血が引き起こされる可能性がある．また，心不全のある患者では，圧迫療法により右心負荷がかかり，心不全が悪化する可能性がある．圧迫療法の開始前に，これらの疾患の有無を確認しなければならない．

（前川武雄）

静脈高血圧

静脈瘤などで静脈還流障害により静脈血がうっ滞した静脈還流不全症状．

ストリッピング手術

大伏在静脈そのものを引き抜く手術法．弁不全により血流が逆流し拡張した大伏在静脈にストリッパーとよばれるワイヤーを入れ，逆流している部分を抜去する．

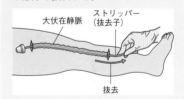

血管内焼灼術

下肢静脈瘤の血管内治療の1つ．レーザーや高周波による熱で静脈を内側から焼灼・閉鎖し，根治的治療を行う．

表1　1次性静脈瘤と2次性静脈瘤

1次性静脈瘤	表在静脈の静脈弁が先天的あるいは後天的要因により機能不全を起こし，静脈血の逆流を生じたもの．大伏在静脈，小伏在静脈，深部静脈との穿通枝の弁不全により生じる．
2次性静脈瘤	深部静脈の還流障害により，バイパスとして表在静脈が拡張したもの．深部静脈血栓症に続発するものが多く，ほかに骨盤内腫瘍，動静脈シャント，先天奇形などが原因となる．

閉塞性動脈硬化症（ASO）
（末梢性チアノーゼ）

見つけたら…

早急報告

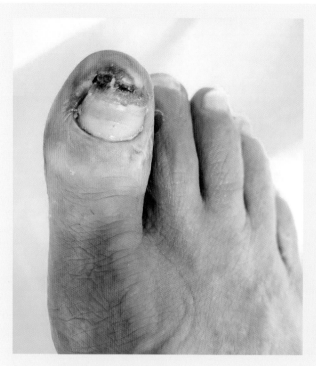

動脈の閉塞により，右足母趾が紫色調となり浸軟している．冷感を伴う．

閉塞性動脈硬化症（ASO）とは

動脈硬化により動脈が狭窄ないし閉塞し，末梢の血流が低下した状態である．下肢に多く，足の壊疽の原因となる．末梢動脈閉塞症（PAD）の名称を使うことも多い．臨床症状による分類として，Fontaine分類（**表1**）が使用される．間欠性跛行や疼痛，末梢性チアノーゼを呈する．生活習慣病の増加，高齢化により今後さらに増えると予想される．

どんなときに起こるか

加齢に伴う動脈硬化が進行した状態であるが，重篤なものは基礎疾患として高血圧，脂質異常症，糖尿病，腎不全などがある場合が多い．リスクファクターとして，60歳以上，男性，喫煙習慣，肥満などが挙げられる．粥状硬化によりコレステロールが内膜に沈着し，内腔が狭窄し循環障害をきたす．

間欠性跛行

下肢動脈の慢性的な狭窄・閉塞によって生じる症状．ある距離を歩くと，下肢の筋肉に生じる痛みのために歩行を続けることができなくなり，しばらく休息するとまた歩行できるようになる．

粥状硬化

粥腫とよばれる脂質（とくにコレステロール）が動脈壁に沈着する症状．

ASO：arteriosclerosis obliterans，閉塞性動脈硬化症　　PAD：peripheral arterial disease，末梢動脈閉塞症

治療法

1）閉塞部位を確認

　足背動脈などの拍動が弱くなっていることが多いので，触診により動脈の拍動を触知するかどうか確認する．

　生理学的検査としてABI検査（足関節上腕血圧比：0.9以下で虚血を疑う），SPP検査（皮膚灌流圧：30mmHg以下で虚血を疑う），もしくはtcpO$_2$測定（経皮酸素分圧：40mmHg以下で虚血を疑う）を行い，これらが低下していれば，動脈造影を施行して閉塞部位と程度を確認する．造影剤の使用できない患者ではMRアンギオグラフィも有用で，ほかに単純X線でも動脈の石灰化像があれば確認できる．

　鑑別疾患としてBuerger病がある．

2）血流再開・血行再建

　適応があれば，循環器内科でカテーテルによる経皮的血管拡張術（インターベンション）を行い，血流を再開させることを優先する．また症例により，心臓血管外科で人工血管を用いた血行再建術が可能かどうかを検討する．

　壊死部位は上皮化が望めれば皮膚科でデブリードマンを行い，外用治療を継続したり陰圧吸引療法を行うが，保存的治療で治癒が望めなければ，整形外科で切断を行う．痛みが強い症例では，ペインクリニック科による交感神経ブロックも有用である．

　また血管拡張薬や抗血小板薬の投与も適宜施行する．基礎疾患があればコントロールを厳格に行い，喫煙例では禁煙を指導するなど生活習慣の改善も必要である．

ナースはここに注意する！

　壊死部位は細菌感染を起こしやすく，敗血症の原因となるので上記のように可能な限り除去する．壊死が深部まで及ぶと，下肢の切断に至るので早期からの治療が重要である．

　また動脈硬化は下肢のみならず，冠動脈をはじめ全身に及んでいると考えられるので，心筋梗塞や狭心症，脳梗塞などの脳血管障害，腎機能障害等の有無にも十分注意を要する．

（出月健夫）

ABI

ankle-brachial index
足関節上腕血圧比

$$ABI = \frac{足関節収縮期血圧（mmHg）}{上腕収縮期血圧（mmHg）}$$

評価基準（安静時）
＜0.9　動脈閉塞の疑いあり．
＜0.8　動脈閉塞の可能性が高い．
0.5〜0.8　動脈閉塞が1か所以上ある．
＜0.5　動脈閉塞が複数か所ある．

Buerger病

動脈内膜の線維性肥厚である閉塞性血管内膜炎を呈する症候群．疼痛，間欠性跛行を主徴とする．四肢末梢，とくに指趾より壊疽をきたす．

経皮的血管拡張術（インターベンション）

血行再建術の1つで，バルーンのついたカテーテルを血管内に挿入し，狭窄部でバルーンを膨らませ血管を拡張する．

デブリードマン

異物や壊死組織などを除去する手技．タンパク質分解酵素を含む軟膏などを用いて保存的（化学的）に行う方法と，メスや剪刀などを用いて外科的に行う方法がある．

表1　Fontaine分類

Ⅰ度	無症状，冷感，しびれ感（軽度虚血）
Ⅱ度	間欠性跛行（中等度虚血）
Ⅲ度	安静時疼痛（高度虚血）
Ⅳ度	潰瘍，壊死（重度虚血）

SPP：skin perfusion pressure，皮膚灌流圧　　tcpO$_2$：transcutaneous oxygen tension，経皮酸素分圧

うっ滞性皮膚炎

見つけたら…

要報告

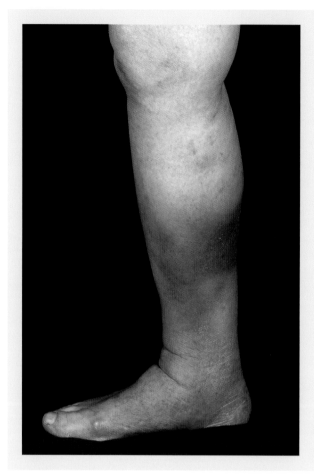

下肢静脈瘤により下腿に浮腫と皮膚炎，脂肪織炎を生じている．慢性化し，色素沈着を伴っている．

うっ滞性皮膚炎とは

　下肢の静脈血のうっ滞が慢性的に続くと下腿に炎症を起こす．皮膚に湿疹性変化を生じるとうっ滞性皮膚炎，皮下の脂肪組織に炎症が生じるとうっ滞性脂肪織炎となる．うっ滞性皮膚炎は瘙痒を伴い，慢性化し色素沈着となる．浮腫や下腿の倦怠感を伴うことがある．下肢静脈瘤が原因の場合，その走行に沿って下腿の内側に生じることが多い．

浮腫

液状成分が間質の結合織内や体腔内に過剰に蓄積した状態．

どんなときに起こるか

　1次性の下肢静脈瘤に伴うものが多い．ほかに，深部静脈血栓後遺症やリンパ浮腫においても生じる．また高齢であまり歩行しなくなると，下腿の筋ポンプ機能が低下し同様の症状をみることがある．長時間の立ち仕事や高度の肥満でも下肢の静脈圧が高まり，うっ滞性皮膚炎を生じることがある．

　このようにして，慢性的に血管透過性が亢進した状態では，フィブリノーゲンや赤血球が漏出，慢性的な炎症を生じ，ヘモジデリン沈着（色素沈着となる）や皮下の結合組織の増生，硬化が起こる．また静脈血のうっ滞は，動脈血の流入を阻害し組織の栄養状態が障害されるため，うっ滞性潰瘍を生じると難治性となりやすい．

　原因となりやすい下肢静脈瘤の臨床分類はCEAP分類を用いて分類される（p.43・表1）．うっ滞性皮膚炎を生じるとCEAP4で重症である．

治療法

　うっ滞性皮膚炎をみたら，まず下肢静脈瘤や深部静脈血栓症などの基礎疾患の有無を明らかにする．皮脂欠乏性湿疹などと考え，漫然と外用治療のみを行わないようにする．また，うっ滞性脂肪織炎は蜂窩織炎（細菌感染）と誤診する可能性がある．

　検査としては超音波検査が有用で，下肢静脈瘤の有無を診断する．深部静脈血栓症も超音波検査で鑑別可能であるが，疑い例は造影CTを施行し確定診断を行う．

　保存的治療としては，いずれの原因でも（急性期の深部静脈血栓症は除く）弾性ストッキングや弾性包帯を用いた圧迫療法が重要である．下肢静脈瘤があれば，ストリッピング術や，血管内焼灼術（レーザーや高周波）をすみやかに施行する．

　対症的には，ステロイド軟膏外用を行う．高齢者などで下腿筋ポンプ機能低下が原因であれば，圧迫療法のほか，下肢挙上や下腿屈側の筋運動などの生活指導も行う．

ナースはここに注意する！

　うっ滞性皮膚炎と診断したら，漫然と外用療法をせず圧迫療法を開始する．下肢静脈瘤や深部静脈血栓症の有無を精査し，1次性静脈瘤があれば外科的に治療を行う．深部静脈血栓症があれば，肺塞栓を併発し生命にかかわることがあるので，すみやかに循環器内科を受診させ抗凝固療法を開始する．

　立ち仕事が多い人や高齢者の場合，再発することがあるため，治療により軽快しても弾性ストッキングによる圧迫は継続したほうがよい．

（出月健夫）

ヘモジデリン沈着

赤血球の生体内破壊（溶血，組織内出血）に伴って起こるヘモジデリンの組織内沈着．ヘモジデリンは，ヘモグロビン由来の鉄を含む黄金色素粒．

CEAP分類

下肢静脈瘤の臨床分類で，C：clinical signs（臨床徴候），E：etiologic classification（病因分類），A：anatomic distribution（解剖学的分類），P：pathophysiologic dysfunction（病態生理分類），の頭文字をとっている．

皮脂欠乏性湿疹

老年性乾皮症を背景に，冬期に高齢者の下腿にしばしばみられる湿疹．

蜂窩織炎

主として黄色ブドウ球菌の感染による，真皮から皮下脂肪組織にかけてのびまん性，進行性の急性化膿性炎症が生じたもの．表皮の小さな外傷や毛孔，汗孔から主としてブドウ球菌が侵入して発症する．

2 皮膚症状の緊急度がわかる！

レイノー現象

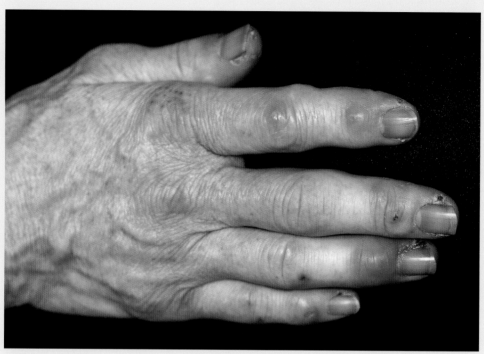

70代女性．強皮症に対し，内服ステロイドで加療中．冬になると手指が蒼白，暗紫色になり冷感を伴う．指先に潰瘍を生じる．

レイノー現象とは

　レイノー現象とは，寒冷刺激や精神的緊張によって，手足の末梢の小動脈が発作的に収縮し血液の流れが悪くなり，手や足の指の皮膚の色が蒼白，暗紫色になる現象である．血管の攣縮なので攣縮が回復すると皮膚の色調は戻り，一時的に赤みが強くなることもある．

　自覚症状として冷感，しびれ感，痛みなどがある．

攣縮

断続的に急激に起こる筋肉，あるいは筋群の不随意的な収縮．

どんなときに起こるか

　レイノー現象を引き起こす疾患は，原因のわからないレイノー病とほかの疾患に伴って起こるレイノー症候群に分類される.

　レイノー症候群の原因疾患として多いものは膠原病で，初発症状として出現することがある. 膠原病の中でも強皮症や全身性エリテマトーデス(SLE)などで起こることが多い. Buerger病(p.37参照)や動脈硬化症などの閉塞性動脈疾患が原因になることもある(**表1**).

治療法

　膠原病の精査を行う. 皮膚科，免疫アレルギー科，リウマチ内科などにコンサルトする.

ナースはここに注意する！

　レイノー現象の原因疾患はさまざまであり，多方面からの観察が必要である.

（岩澤うつぎ）

表1　レイノー症候群の原因疾患

膠原病	強皮症(全身性硬化症)，全身性エリテマトーデス，混合性結合組織病など
閉塞性動脈疾患	動脈硬化症，動脈塞栓症，Buerger病など
神経疾患	手根管症候群，末梢神経炎など
血液疾患	クリオグロブリン血症，多血症，マクログロブリン血症
薬物によるもの	β遮断薬，エルゴタミン製剤など
振動障害(振動病)	ピアニスト，タイピスト，振動工具(チェンソー)を使用する作業従事者など
重金属中毒	砒素，鉛など

SLE：systemic lupus erythematosus，全身性エリテマトーデス

下肢静脈瘤
（大伏在静脈瘤）

見つけたら...
要経過観察

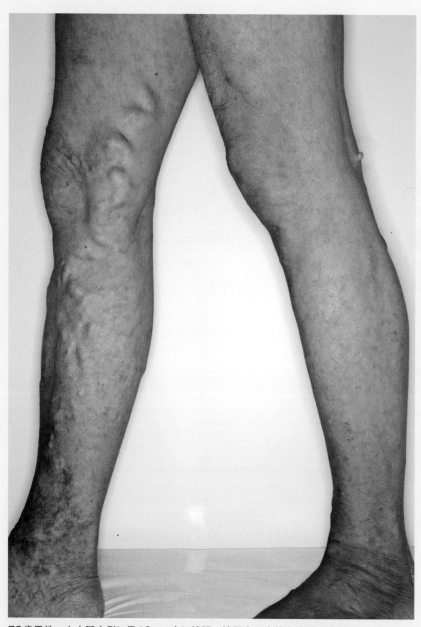

72歳男性．右大腿内側に径18mm大に拡張，蛇行する大伏在静脈が走行し，下腿では無数の分枝を出しながら足関節部まで走行する．
下腿の浮腫と色素沈着を伴っている．

下肢静脈瘤とは

　下肢静脈瘤は，表在静脈の機能不全により，静脈血が逆流して下肢の表在静脈が拡張・蛇行する疾患である．表在静脈弁の弁不全による1次性静脈瘤と，深部静脈血栓症や骨盤内腫瘍などによる深部静脈の閉塞により生じる2次性静脈瘤の2つに分けられる．

　下肢静脈瘤は種々の臨床症状を引き起こす．浮腫，色素沈着，皮膚炎，潰瘍などの皮膚症状のほかに，下肢の易疲労感，重量感，こむら返りなどの原因にもなっている．

　下肢静脈瘤の臨床症状は，1994年American Venous Forumで採択されたCEAP分類（2004年改訂）[1]を用いて分類される（**表1**）．C0〜C6までの7段階に分けられ，C5とC6は静脈性下腿潰瘍をさす．

どんなときに起こるか

　遺伝的要因のほかに，立ち仕事，妊娠・出産などを契機に発症することが知られている．30〜50歳ぐらいで発症し，緩徐に進行することが多い．女性にやや多く，身長や体重と静脈瘤の出現頻度は正比例するといわれている．

治療法

　CEAP分類C1では，外観の改善目的に硬化療法やパルス色素レーザーが行われる．C2以上では，皮膚症状や自覚症状が軽ければ弾性包帯や弾性ストッキングによる圧迫療法が主体となる．

　皮膚症状や自覚症状が強い場合は，圧迫療法に加えて高位結紮術，ストリッピング手術，血管内焼灼術などの外科的治療を行うことを考慮する．

ナースはここに注意する！

　外観上の問題だけで，自覚症状を伴わない下肢静脈瘤は外科的治療の適応がない．逆に，外観を気にしていなくても皮膚症状や自覚症状が強い場合には緩徐に進行し，将来的に潰瘍を生じる可能性がある．

　問診や視診と併せ，超音波検査などを適切に行い，病状に応じた予防や治療を行う必要がある．　　　　　　　　　　　（前川武雄）

表在静脈

皮下を走行する静脈．下肢には大伏在静脈系と小伏在静脈系がある．

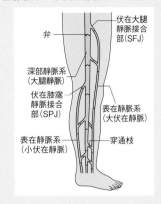

CEAP分類

下肢静脈瘤の臨床分類で，C：clinical signs（臨床徴候），E：etiologic classification（病因分類），A：anatomic distribution（解剖学的分類），P：pathophysiologic dysfunction（病態生理分類），の頭文字をとっている．

硬化療法

洗浄性硬化薬や高張食塩液（浸透性硬化薬）などにより血管内皮障害を起こし，血栓形成と圧迫による内膜癒着で静脈瘤を閉塞させてつぶす治療法．

高位結紮術

大腿静脈と大伏在静脈の合流部を切離，結紮し，表在静脈の逆流を遮断する．

引用・参考文献

1) Eklöf B, et al：Revision of the CEAP classification for chronic venous disorders：consensus statement. J Vasc Surg, 40（6）：1248-1252, 2004.

表1　CEAP分類（臨床分類）

C0	視診・触診にて静脈性疾患なし	C4a	色素沈着・湿疹（うっ滞性皮膚炎）
C1	毛細血管拡張や網目状静脈瘤	C4b	脂肪皮膚硬化・白色萎縮（うっ滞性脂肪織炎）
C2	静脈瘤（立位で径3mm以上）	C5	治癒後の潰瘍
C3	浮腫（皮膚症状を伴わない）	C6	活動性潰瘍

2　皮膚症状の緊急度がわかる！

消化器疾患でよくみられる皮膚症状

黄疸

見つけたら...

早急報告

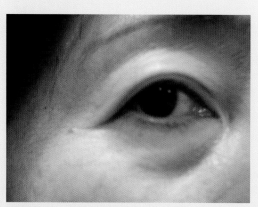

50歳女性. 眼球結膜が黄色い.

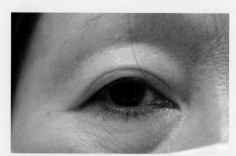

眼瞼周囲の皮膚も黄色. 総ビリルビン11.1mg/dL（正常0.4〜1.5 mg/dL）まで上昇した.

黄疸とは

　黄疸は，血液中の色素であるビリルビンの濃度が異常に高くなったことが原因で，皮膚や白眼の部分が黄色く変色する状態をいう.

　古い赤血球や損傷した赤血球は，主に脾臓で血流から絶え間なく取り除かれる. この過程で，赤血球中の酸素を運ぶ部分であるヘモグロビンは，ビリルビンという緑がかった暗い黄色の色素に分解される. ビリルビンは血液に入って肝臓に運ばれ，胆汁（肝臓で生成される消化液）の成分として腸の中に排出される.

　ビリルビンは胆汁中にすみやかに排出できなくなると血液中で増えるが，過剰なビリルビンが皮膚にたまり，結果として黄疸とよばれる皮膚や白眼の部分に黄色い変色が生じる.

　黄色人種はもともと皮膚の色が黄色調なので，黄疸を皮膚で判断することがむずかしいときがある．したがって，白眼の部分で判断する．

どんなときに起こるか

　黄疸の原因は以下に分類される．
①溶血によるもの（溶血性貧血）
②肝細胞の障害によるもの（肝細胞性黄疸）
③胆汁の流れが閉塞されるもの（閉塞性黄疸）
④体質性のもの（体質性黄疸）
　表1に具体的な疾患を示す．

治療法

　採血でビリルビン値を確認．内科にコンサルトする．

ナースはここに注意する！

　蜜柑などを連日過剰に摂取すると手のひらが黄色くなるが，これは「柑皮症（かんぴしょう）」といって黄疸とは異なり，病気ではない．

(岩澤うつぎ)

柑皮症（かんぴしょう）

カロテノイドの過剰な摂取で皮膚が黄色くなる病態．

表1　黄疸の分類と原因疾患

原因	名称	疾患
溶血によるもの	溶血性貧血	遺伝性球状赤血球症，発作性夜間血色素尿症など
肝細胞の障害によるもの	肝細胞性黄疸	急性ウイルス性肝炎，アルコール性肝炎，自己免疫性肝炎，肝硬変，肝がん，薬剤性肝障害など
胆汁の流れが閉塞されるもの	閉塞性黄疸	膵頭部がん，胆管がん，総胆管結石など
体質性のもの	体質性黄疸	ジルベール症候群，デュビン・ジョンソン症候群，ローター症候群，クリグラー・ナジャー症候群など

腹壁皮下静脈怒張
（メデューサの頭）

見つけたら…

要報告

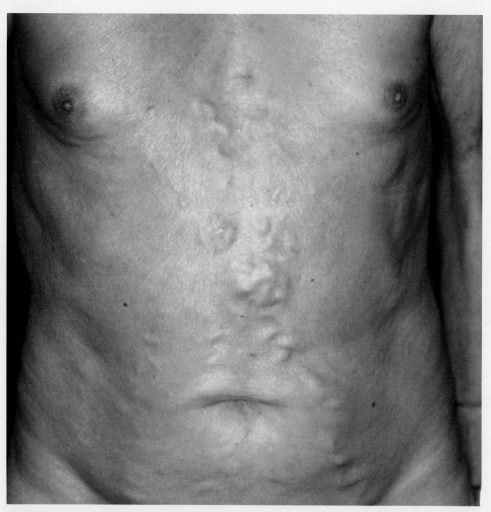

肝硬変による門脈圧亢進症の結果，腹壁に静脈怒張（いわゆる「メデューサの頭」）を生じた60代男性の臨床写真．同時に高度の肝障害による肝臓でのエストロゲン分解不全により，女性化乳房をきたしている．
写真提供：山元修先生（鳥取大学 皮膚科）

腹壁皮下静脈怒張（メデューサの頭）とは

　肝硬変などの原因により門脈圧が上昇すると，門脈と大循環のあいだにバイパス（側副血行路）が発達する．バイパスは①胃から食道の静脈に上昇するルート，②体表に出て臍の付近の静脈をめぐるルート，③肛門の静脈へ下行するルートが形成される．

　この②のルートが腹壁皮下静脈怒張のことで，メデューサの頭とよばれる．ちなみに①は食道静脈瘤，③は痔核として現れる．

　メデューサはギリシア神話に登場する，髪の毛が1本1本蛇の形をしており，その瞳を見たものは石になってしまうという恐ろしい怪物である．

　腹壁皮下静脈が臍を中心とした車輪のスポーク様の静脈拡張を示し，髪の毛の逆立ったメデューサを想像させることから，古くからメデューサの頭といわれている．

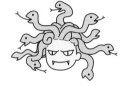

メデューサ

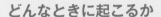

どんなときに起こるか

　肝硬変になると起こる．肝硬変の原因は欧米ではアルコール性肝炎が多いが，アジアではウイルス性肝炎による原因が多い．現在，日本では60％がC型肝炎ウイルス，20％がB型肝炎ウイルスによるとの統計も出ている．

治療法

　肝疾患の精査，治療．内科にコンサルトする．

（岩澤うつぎ）

引用・参考文献
　1）山元修：イメージで理解する皮膚病理のサインとパターン．学研メディカル秀潤社，2016．

2
皮膚症状の緊急度がわかる！

47

糖尿病足病変

見つけたら...

緊急対応

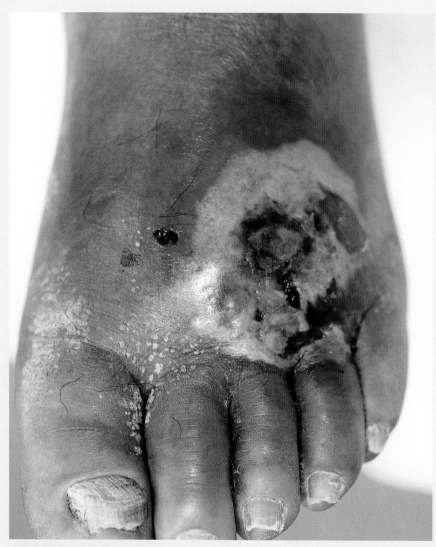

左足の重症の蜂窩織炎
59歳男性．10年くらい前から糖尿病を指摘されていたが，無治療だった．
5日前から左足が腫れてきた．来院時，CRPは24.9mg/dLで，HbA1cは12.1%だった．

糖尿病足病変とは

糖尿病による血管障害や神経障害が原因で足に生じる種々の病態（**表1**）である．糖尿病の罹病期間にもよるが，糖尿病患者の2〜3割が閉塞性動脈硬化症（ASO）あるいは末梢動脈閉塞症（PAD）を合併し，強い虚血性の痛みや壊疽を生じる．

また，血糖コントロールの悪い状態が続くと，数年で糖尿病神経障害を合併し，足の変形，知覚低下などに起因する皮膚障害，潰瘍などを生じる．さらに，高血糖の持続は免疫能を低下させ，細菌や真菌感染を慢性化・重症化させる．

どんなときに起こるか

血糖コントロールが悪い場合や知覚低下がある，目が悪いなどの理由で足の変化に気づくのが遅れる場合．

治療法

閉塞性動脈硬化症を疑う場合は，ABIや皮膚灌流圧（SPP）検査などで皮膚の血流を評価し，CTや造影検査で狭窄・閉塞部位を特定し，血管内治療やバイパス術などの治療につなげる．

足の変形により胼胝，靴擦れを生じる場合は，フェルトや除圧サンダルによる患部の除圧を行い，長期的には歩行用の装具を採型する．

皮膚潰瘍や壊疽を生じた場合は，十分な洗浄やデブリードマン，抗菌薬の全身投与を行い，感染症の重症化を防ぐ．また，適切な外用薬・創傷被覆材を選び，局所陰圧閉鎖療法なども考慮し，肉芽形成を図る．

ナースはここに注意する！

患者や家族が病状を理解し，食生活など生活習慣を改善し，除圧法や潰瘍の処置法などを理解し実践できるように指導や説明，補助などを行う．また，患部の切断術などの必要時には，十分な病状説明と精神的サポートも重要である．

（今門純久）

胼胝（べんち）

俗にいうたこで，常時圧迫，摩擦などの外的刺激を受ける部位に，一種の防衛機転として起こる限局性の角質増殖．境界が不明瞭な淡黄色の角質増殖局面で，圧痛はないか，あっても弱い．

局所陰圧閉鎖療法

創部を陰圧で保って管理する治療法．滲出液の除去や浮腫の軽減，血管新生や肉芽形成の促進，創縁の引き寄せなどの効果がある．

表1　糖尿病足病変の原因と症状・疾患

原因	症状・疾患
血管障害	閉塞性動脈硬化症，糖尿病性壊疽
神経障害	胼胝，皮膚潰瘍，シャルコー足
易感染性	足白癬，カンジダ症，蜂窩織炎，壊死性筋膜炎

ASO：arteriosclerosis obliterans，閉塞性動脈硬化症　　PAD：peripheral arterial disease，末梢動脈閉塞症
ABI：ankle-brachial index，足関節上腕血圧比　　SPP：skin perfusion pressure，皮膚灌流圧

糖尿病による白癬

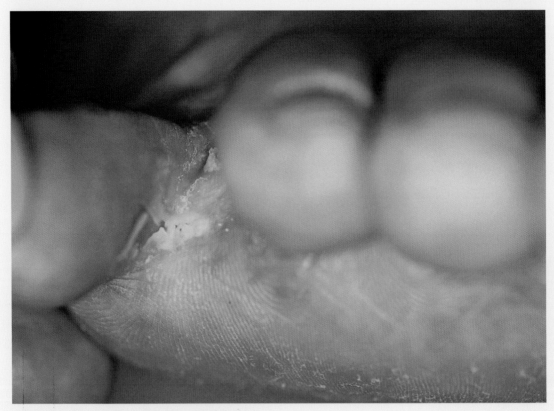

右足の白癬. 第4足趾間に皮膚の落屑や浸軟病変がある.

糖尿病による白癬

　糖尿病患者の6割以上に足白癬あるいは爪白癬があり，また，糖尿病患者では爪白癬の頻度が2倍以上高いという報告もあり，糖尿病であることは白癬のリスク因子である.

　また，糖尿病患者では，末梢神経障害によりかゆみなど水虫の症状を自覚するのが遅れたり，細菌感染を併発した場合の痛みに気づきづらかったり，目が悪く足の変化が見えなかったり，元々清潔保持などの生活習慣に無頓着であったり，糖尿病による免疫力の低下があったりなど，複数の理由で白癬が重症化しやすいと考えられる(**表1**).

白癬

白癬菌が角層や角質の特殊な形態である爪や毛に感染し，そこで増殖する疾患. 全身どの部位にも生じうる. 感染源としては，ヒト，動物，土壌があり，各々を好む白癬菌が存在する. 足にできた白癬は，俗にいう水虫である.

どんなときに起こるか

　一般的に，日本の皮膚科外来患者の約40％に足白癬あるいは爪白癬があるとされている．これは，ヨーロッパでの発生率とほぼ同じである．

　白癬の危険因子は，年齢，男性であること，8時間以上靴を履く習慣，平均気温，同居家族に水虫患者がいるか，などとされている．気温だけが危険因子ではない．その証拠に，タイ，インドネシア，フィリピンは，日本より高温・多湿であるが，サラリーマンでもサンダル履きが多く靴下や靴を履く習慣が少ないためか，日本より水虫が少ない．

　足白癬は50〜60歳に発症のピークがあり，以後，仕事からリタイアし靴を長時間履く必要がなくなると減少する傾向があるが，爪白癬は高齢になるほど増加する．

治療法

　抗真菌薬の外用，または内服を行う．

ナースはここに注意する！

　糖尿病による白癬は，蜂窩織炎や深い皮膚潰瘍の原因になりやすいので注意が必要である．

（今門純久）

表1　糖尿病で白癬が多い理由

・末梢神経障害により，かゆみなど水虫の症状を自覚するのが遅れる
・目が悪く足の変化が見えづらい
・清潔保持などの生活習慣に無頓着
・糖尿病による免疫力の低下

インスリン注射による
インスリンボール

見つけたら…
要経過観察

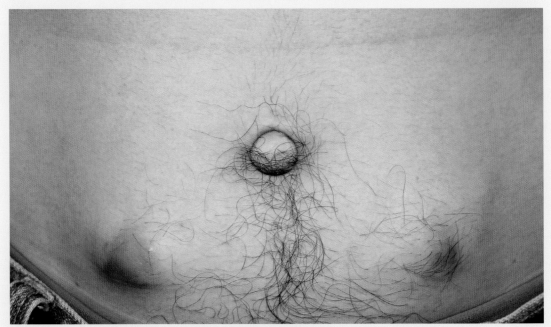

インスリンを腹壁の同一部位に繰り返し注射し，褐色の結節が生じている．
大谷稔男：代謝異常症，Derma，237：27-32，2015．より引用

インスリンボールとは

　厚生労働省の患者調査(2017年)によると，糖尿病の患者数は約329万人で，そのうち，約3分の1はインスリン治療を受けているともいわれる．

　インスリンの注射部位にアミロイドというタンパク質が沈着して結節を生じることがあり，インスリンボールとよばれる．結節の径は数cmで，色は常色から褐色調であることが多い．

どんなときに起こるか

　インスリンの一般的な注射部位は，腹壁，上腕，殿部，大腿で(**図1**)，毎回2～3cmずつずらすことがすすめられているが，これに反して同一部位に繰り返し注射すると発症しやすくなる．

アミロイド

線維状のタンパク質．不溶性の線維状タンパク質がアミロイドタンパクとして組織に沈着する疾患の総称をアミロイドーシスとよび，全身性アミロイドーシスと限局性アミロイドーシスに大別される．
アミロイドーシスを引き起こす種々の前駆タンパクが明らかにされており，インスリンも限局性アミロイドーシスの前駆タンパクに含まれる．

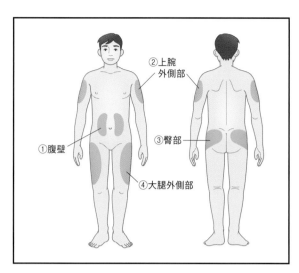

②上腕
外側部

①腹壁

③臀部

④大腿外側部

図1　インスリンの注射部位

インスリンの使用歴は10年以上に及ぶことも多いが，患者の使用法などによっては，より短期間に出現する．

治療法

インスリンボールへのインスリン注射は疼痛が少なく，注射部位として好んで選択される傾向がある．しかし，インスリンの吸収が阻害され，血糖コントロール不良の原因となる．

インスリンボールを見たときには，内科医と連携して注射部位のローテーションを患者に指導していく必要がある．

ナースはここに注意する！

決まった部位にインスリンを繰り返し注射して生じる結節として，皮下脂肪が肥大し隆起するリポハイパートロフィーとよばれる疾患もある．インスリンボールはリポハイパートロフィーと比較すると硬く触れ，注射部位を変えても消失しにくい．

アミロイドはコンゴレッドという試薬を用いると赤橙色に染まるので，診断を確定するためには皮膚科医に生検を依頼する．

（大谷稔男）

結節

1cm以上の隆起性病変．1cm以下でも腫瘍性の性質を有すれば小結節とよぶことがある．3cm以上の比較的大きな結節は腫瘤ともよぶ．結節は肉芽腫性炎症や腫瘍，代謝産物の沈着でみられる．

リポハイパートロフィー

同一部位に繰り返し注射をすることで，皮下の脂肪が肥大した状態．

コンゴレッド

染料の一種．ベンジジンジアゾビス-1-ナフチルアミン-4-スルホン酸ナトリウム塩．アミロイドは，コンゴレッド染色で赤橙色に染まる．

引用・参考文献
　1）大谷稔男：代謝異常症．Derma，237：27-32，2015．
　2）大谷稔男：インスリンボール．臨床皮膚科，67（suppl 5）：18-22，2013．

移植片対宿主病
（GVHD）

見つけたら…
早急報告

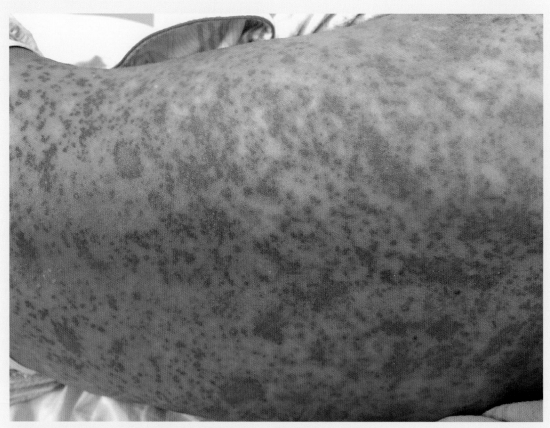

半米粒大までの丘疹が，四肢・体幹に左右対側性に発生．瘙痒を伴うこともある．

移植片対宿主病（GVHD）とは

　白血病，悪性リンパ腫，多発性骨髄腫等の血液悪性疾患に対して行われる同種造血幹細胞移植で主に生ずる病態である．移植細胞中の免疫担当細胞が患者（宿主）の組織に対して免疫反応を起こして発症する．

　皮疹や下痢，肝障害をきたし，時に致命的な経過をたどることもある．発症時期や症状から急性・慢性に大別され，多彩な皮膚症状を呈する．

GVHD

graft-versus-host disease
移植片対宿主病．臓器の移植や輸血に際し，移植細胞の免疫担当細胞が宿主細胞を非自己と認識し攻撃する病態．

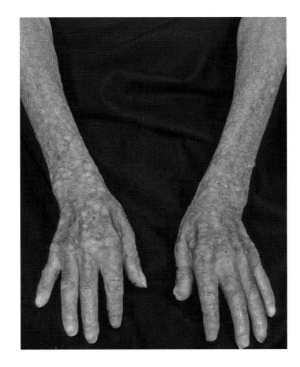

図1　慢性GVHD
皮膚は硬化し，色素沈着と
脱失を認める.

どのような皮膚症状を呈するか

　急性GVHDでは通常，斑状丘疹(左ページ写真)の形態をとる．手掌，足底，顔面に好発し，四肢・体幹に拡大する．重症化すると，水疱形成や表皮剥離を伴い熱傷のような症状を呈する．

　慢性GVHDでは，皮膚萎縮や扁平苔癬様皮疹，強皮症様変化(**図1**)といった特徴的な皮疹がみられる．

治療法

　重症度に応じて，ステロイド(副腎皮質ホルモン)，免疫抑制薬の投与を行う．

　また，皮膚科にコンサルトする．

ナースはここに注意する！

　移植患者で皮疹を見つけた際は，抗がん薬による薬疹や各種感染症により引き起こされる皮疹との鑑別に注意が必要である．移植患者の皮膚の状態を細かく確認し，皮疹を認めた際は，その性状や発症時期などを正確に記載して主治医に伝える．

（鹿児山　浩）

丘疹

直径5mm程度までの皮膚面から隆起したもの.

扁平苔癬

頂上に白色の角質(鱗屑)をつけた多角形の，境界明瞭な灰青色から紫紅色調の扁平隆起性紅斑または丘疹を特徴とする，角化異常を示す皮膚疾患.

強皮症

四肢末端より皮膚硬化が起こり内臓諸臓器の線維化を伴う全身性強皮症と，限局性で斑状や線状の硬化病変を呈する限局性強皮症がある.

眼瞼結膜蒼白

見つけたら...

要経過観察

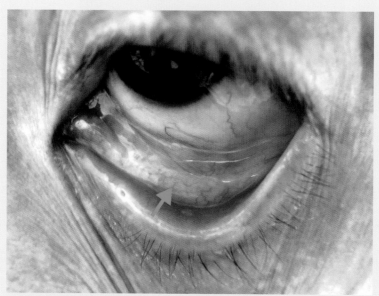

58歳, 女性. 鉄欠乏性貧血があり, 眼瞼結膜蒼白がみられた(➡).
写真提供：安部正敏先生（医療法人社団廣仁会 札幌皮膚科クリニック）

眼瞼結膜蒼白とは

眼瞼結膜は結膜のうち眼の裏側を覆う部分のことである. この部分が蒼白になることを眼瞼結膜蒼白という. 眼瞼結膜蒼白は, 貧血の状態を示唆している.

どんなときに起こるか

体内の血液が欠乏しているときに起こる. 鉄欠乏性貧血や消化管出血などが代表的である.

貧血(**表1**)の定義は, 成人男性ではヘモグロビン値が13.0g/dL以下, 成人女性では12.0g/dL以下とされている(WHO基準). ヘモグロビン値が11.0g/dL以下で, 眼瞼結膜に貧血が現れるといわれている.

鉄欠乏性貧血

体内に鉄が不足することで, ヘモグロビンを十分に産生できなくなることで生じる貧血.

WHO：World Health Organization, 世界保健機関

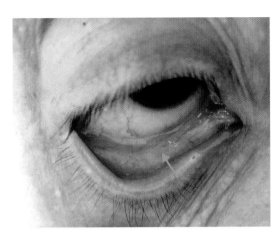

図1　別の角度から見た眼瞼結膜蒼白
写真提供：安部正敏先生（医療法人社団廣仁会
札幌皮膚科クリニック）

治療法

採血で貧血を確認．内臓疾患の有無を精査する．

ナースはここに注意する！

　一般に蒼白かどうかの診断は主観的なものであるので，蒼白がないからといって貧血ではないとはいえない．明らかな蒼白があれば貧血の診断には有用である．

（岩澤うつぎ）

表1　貧血の種類

鉄欠乏性貧血	鉄分が不足して起きる．栄養不足，ダイエット，偏食などが誘因となる．
出血性貧血	継続的な出血により起こる．胃がんなどの消化管出血，女性であれば生理や子宮筋腫による出血など．
溶血性貧血	あまり頻度は高くないが，赤血球が破壊されて起こる．先天性と後天性の溶血性貧血があり，後天性の場合は白血病などの疾患が原因になっていることもある．
再生不良性貧血	骨髄にある造血幹細胞において赤血球や白血球など血液に必要な細胞が減少してしまう病気で原因不明のことが多い．

赤い平らな舌
Plummer-Vinson症候群

見つけたら...

要経過観察

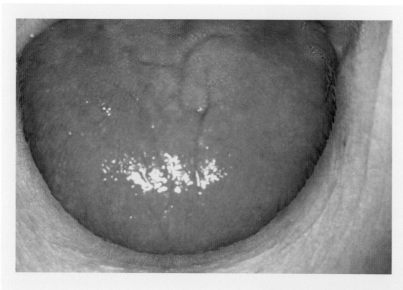

A:
Plummer-Vinson症候群の舌
大腸がんによる慢性的鉄欠乏性貧血.
その赤い平らな舌から貧血, さらにその原因になった大腸がんが判明した例.

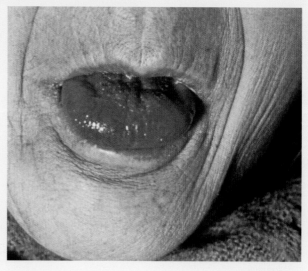

B:
鑑別疾患：ペラグラ（Pellagra）
ビタミンB群：トリプトファン・ニコチン酸欠乏
皮膚・粘膜症状：紅斑, カザール頸帯, 赤い平らな舌・舌炎
消化器症状：下痢, 嘔吐, 食欲不振
神経症状：意識障害, 運動障害, 知覚障害, 痙攣

Plummer-Vinson症候群 (PVS) とは

　鉄欠乏性貧血でみられる赤い平らな舌, 嚥下障害, 口角炎, 匙状爪（さじじょうづめ）などの症状をいう. 赤い平らな舌は, 萎縮性の舌炎で, 舌乳頭（ぜつにゅうとう）の萎縮によって舌苔を生じず, 舌の表面が滑らかになって暗赤色を呈する状態である（**写真A**）.

鉄は粘膜上皮の代謝にも必要な成分で，食道粘膜は萎縮し，嚥下困難になる．口角や口腔内のびらんで，口腔内灼熱感，疼痛を訴える例も多い．爪甲は反り返り，いわゆる匙状爪（spoon nail）になる．

どんなときに起こるか

鉄は赤血球内の血色素を構成する成分の1つであるが，血色素が酸素と結合する際にも必要となる．PVSは，鉄の欠乏で血色素の生合成ができなくなり生じる状態である．赤血球数は変わらず，各々の赤血球血色素が低下する．

- 若い女性では月経時の出血で定期的に鉄も排出されるため，鉄分が低くなりやすいが，さらにダイエットなどで鉄不足になりがちである．
- 中年女性では子宮筋腫や月経血量の増加で鉄欠乏に陥る．
- 消化管の悪性腫瘍などから慢性的に出血して鉄欠乏性貧血になる例もある．
- 胃や腸管の広範囲切除による鉄の吸収不全で生じる．
- 妊娠で胎児の鉄消費により母体が鉄欠乏になる．

通常体内には貯蔵鉄があり，これが消費されるまでは表面的には症状が出ない．

治療法

対応は，原因があればその治療をまず行う．そのために，種々の全身的精査が必要な場合がある．血液検査では低色素性貧血，鉄分の低下に加え，UIBCの上昇がみられる．

直接的な治療は鉄剤の内服であるが，吐き気・胃部不快感などが強い場合は注射もある．症状が重篤な場合は輸血も考慮される．

ナースはここに注意する！

赤い平らな舌はPVSのみならず，ビタミンの欠乏によっても生じる．Möller-Hunter舌炎はビタミンB12の欠乏，ペラグラはビタミンB群の欠乏で赤い平らな舌を呈する．ほかに，亜鉛欠乏症，シェーグレン症候群などでも生じるので，鑑別が必要である．

とくに，ペラグラはビタミンB群，トリプトファン，ニコチン酸欠乏によるが，粘膜症状として赤い平らな舌（**写真B**），味覚異常，下痢，精神症状，Casal's necklace，すなわち首の周りにレースの襟飾りをつけたような紅斑がみられたり，手背の紅斑など日光曝露との関与がある皮膚症状が出現する．

（日野治子）

PVS

Plummer-Vinson syndrome
鉄欠乏性貧血でみられる赤い平らな舌，嚥下障害，口角炎，匙状爪などの症状．

匙状爪 （さじじょうづめ）

爪甲の遠位側端部や爪甲全体が反り返り，匙（スプーン）状に陥没する．鉄欠乏性貧血の一症状で生じることが多い．

舌乳頭 （ぜつにゅうとう）

舌表面の粘膜にある多数の小突起の総称．味蕾が分布している．

ペラグラ

Pellagra
ニコチン酸欠乏症．ナイアシン（ニコチン酸アミド，ニコチン酸）は酸化還元の補酵素合成に必要なビタミンであり，ペラグラ（粗い皮膚の意味）はナイアシンの欠乏により発症する．

シェーグレン症候群

涙腺，唾液腺などの外分泌腺にリンパ球浸潤による腺組織破壊が起こり，涙液，唾液の分泌低下をきたす疾患．

2 皮膚症状の緊急度がわかる！

UIBC：unsaturated iron binding capacity，不飽和鉄結合能

蜂窩織炎
(cellulitis)

見つけたら...

緊急対応

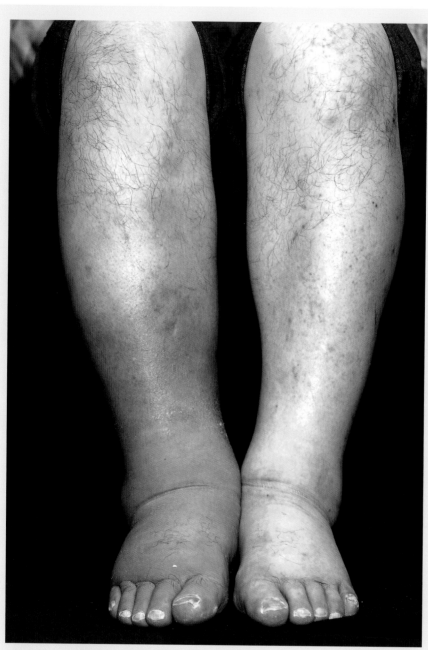

70代男性. 右下肢腫脹, 38℃の発熱にて来院. 足爪白癬の合併あり.

蜂窩織炎とは

　真皮から皮下脂肪織の急性の細菌感染症である．四肢に好発し，局所の発赤，腫脹，熱感，圧痛を生じる．発熱を伴うこともある．原因菌は黄色ブドウ球菌，A群β溶血性連鎖球菌が多い．

　皮膚の症状としては，境界がはっきりしない発赤，腫脹，熱感で痛みを伴う．下肢に生じることが多いが，上肢や手背に発生するものもある．

どんなときに起こるか

　皮膚のバリア機能が壊れている部位が侵入門戸となるため，たとえば，足白癬や，外傷・熱傷などの創部がある患者がなりやすい．また術後瘢痕やリンパ浮腫がある患者もなりやすい．明らかな侵入門戸がない場合もある．

治療法

　血液検査でWBC，CRPの上昇を確認する．重症例では抗菌薬を途中で変更することもあり，重症では積極的に血液培養を採取する．

　炎症が筋層まで波及すると壊死性筋膜炎となり，WBC，CRP，CKの著明な上昇を認める．その際はCT検査も検討される．

　治療としては，抗菌薬投与（セフェム系抗菌薬の点滴），クーリング，患肢の挙上をする．患肢挙上の理由は，患部が下肢である場合，長時間の立位や坐位で患肢を下げ続けると，下肢の腫脹が増悪しやすくなるためである．創部からの感染ならできるだけ洗浄し，適切な創部処置をする．

壊死性筋膜炎

皮下脂肪組織から浅層筋膜における壊死性の急性細菌性感染症．下肢に好発し，突然高度の発赤，腫脹を生じ，次いで水疱，壊死性変化をきたす（3章，p.140参照）．

ナースはここに注意する！

　重症時は敗血性ショックもありえるため，バイタルサインを測定する．病変の評価のために，紅斑部をマーキングしてもわかりやすい．急速に症状が増悪した際は迅速な対応が望まれる．

（堀口葉子）

WBC：white blood cell，白血球　　CRP：C-reactive protein，C反応性タンパク　　CK：creatine kinase，クレアチンキナーゼ

疥癬
(scabies)

緊急対応

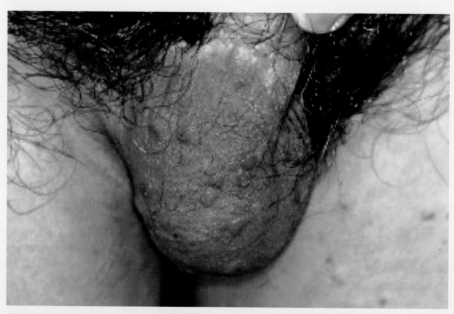

A：
陰嚢部の瘙痒の強い結節．新しいものは表面に疥癬トンネルを見つけることもある．

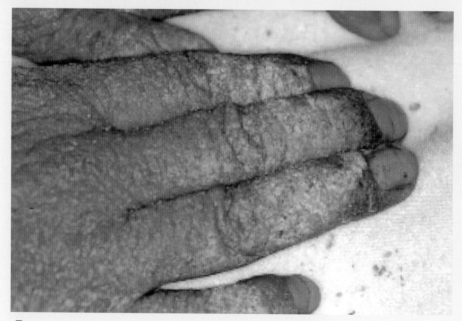

B：
角化型疥癬の手．灰色から黄白色の厚い角質が増殖している．落屑もある．

疥癬とは

疥癬はヒゼンダニ(**図1**)が原因で，瘙痒を伴う皮疹を主症状とする皮膚感染症である．ヒト-ヒト感染であるが，集団生活では，寝具などを介しての感染もある．また，手をつなぐことで感染することもある．

疥癬に特異的な疥癬トンネルは主に指間部，手掌，手首，足部，男性陰部(**左ページ写真A**)などに認められる．小児では炎症症状の強い皮疹(水疱や膿疱)をしばしば見かける．

免疫状態が低下している場合には，数百万匹のヒゼンダニが増数する角化型疥癬(**左ページ写真B**)になることがある．瘙痒は一定せず，まったく瘙痒のない場合もある．

疥癬の原因は

原因はヒゼンダニで，ヒゼンダニは0.4mm程度(指紋ひとつ分)のサイズである．皮膚の表面を歩き回っているが，交尾後に雌成虫は皮膚の角質層にもぐり込み，トンネルを掘りながら産卵する．

疥癬トンネルを見つけ，その先端を拡大鏡やダーモスコープで観察すると，ダニの顎体部と前二対の脚の褐色と，その後方に続くほぼ透明な円形の胸腹部が透けて見える．

どんなときに起こるか

ヒトの肌の接触，そのほか患者が使用した寝具を介する，手を長時間つないだ，足拭きマットを介する，などがある．角化型疥癬患者の落とす鱗屑には多数のダニがいるので集団感染になる．

治療法

フェノトリン(スミスリン®ローション)外用薬またはイベルメクチン(ストロメクトール®錠)内服薬で治療する．

ナースはここに注意する！

角化型疥癬患者を早期に発見すること．一処置一手洗いを励行する．

（石井則久）

ヒゼンダニ

ヒゼンダニ科のダニ．雌は表皮角質層に寄生しトンネルを掘り，卵を産みつけながら特徴的な皮疹(疥癬トンネル)を形成する．

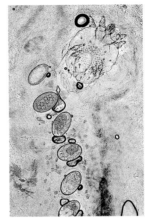

図1　ヒゼンダニと卵(鏡検像，100倍)

角質層

表皮の最外層．角質細胞が層状に積み重なって形成される．ケラチンタンパクを豊富に含み，水分保持や化学刺激に対する抵抗力を有しており，皮膚を守る重要な作用がある．

疥癬トンネル

疥癬患者の皮膚で成虫が角質層内を移動した後にみられる，わずかに隆起した曲線状皮疹．先端に水疱がみられることがあり，手指によくみられる．

角化型疥癬

別名痂皮型疥癬．疥癬患者の中でも，免疫不全，寝たきり患者などでは，全身に鎧のように灰白色の角質が固着し，多数の虫体，虫卵が検出されるようになった状態．

鱗屑

肥厚した角層が剥離し皮膚面に固着している状態．鱗屑が脱落する現象を落屑という．

2　皮膚症状の緊急度がわかる！

緑膿菌感染症

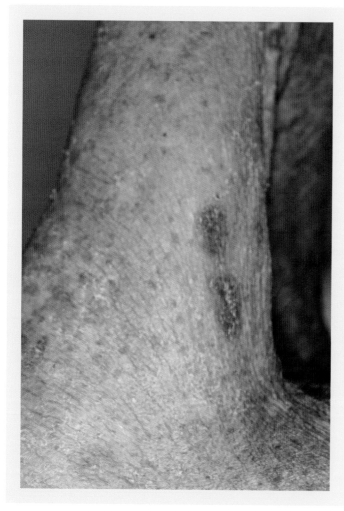

皮膚緑膿菌感染症，とくに敗血症に伴う皮膚症状．紅斑，水疱，紫斑からはじまり，深い壊疽性潰瘍を形成する．
写真は壊疽性膿瘡．

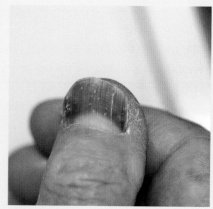

図1　緑色爪
写真提供：岩澤うつぎ先生（東京都立広尾病院皮膚科 部長）

緑膿菌感染症とは

　緑膿菌（*Pseudomonas aeruginosa*）は，水まわりなどを中心に広く自然界に分布しているグラム陰性桿菌である．健常者には通常病原性を示さない弱毒細菌であるが，皮膚では健常者でも，浸軟した趾間や熱傷を含めた外傷部位などにしばしば感染を認める．グラム陰性桿菌であり，エンドトキシン産生能を有するため，なんらかの理由で血液中に侵入し，敗血症・菌血症をきたすと，エンドトキシンショックが誘発され，多臓器不全となり死亡する場合もある．

エンドトキシン

グラム陰性菌の細胞壁を構成するリポ多糖．グラム陰性菌の死滅や破壊に伴い，エンドトキシンが大量に放出されると，免疫反応が過剰に亢進し，ショック（エンドトキシンショック）に陥る．

また，各種抗菌薬に耐性を示すことも問題である．近年ではβ-ラクタム系抗菌薬のみならず，カルバペネム系抗菌薬，フルオロキノロン系抗菌薬，さらにアミノ配糖体系抗菌薬にも広く耐性を獲得した「多剤耐性緑膿菌」が分離されるようになった．院内感染対策において重要な菌である．

どんなときに起こるか

皮膚限局性では，趾間緑膿菌感染症は，水虫など浸軟した趾間に緑色のびらん・潰瘍として出現する．緑色爪(**図1**)は，爪囲炎を伴い緑色の爪甲を認める．緑膿菌毛包炎は一部膿疱を伴う毛穴に一致した紅色丘疹で，通常多発する．

循環浴槽，ジャグジー，リハビリ用のプールやナイロンタオル，スポンジなどで媒介される．複数が発症した場合は注意が必要である．創部の2次感染では甘酸っぱい特有のにおい(oアミノアセトフェノン)，青緑色の滲出液(ピオシアニンなど)が特徴である．

全身性では，悪性腫瘍の末期，免疫抑制薬使用時などの免疫が低下した患者や高齢者の慢性呼吸器疾患患者などで発症しやすい．緑膿菌性敗血症では，壊疽性膿瘡を生じる場合がある(**表1**)．

治療法

培養で診断を確定し，感受性のある抗菌薬を使用する．抗菌薬は耐性菌対策として，ICTなどと相談して選択するのが望ましい．

ナースはここに注意する！

緑膿菌は「ヒト-ヒト」，「ヒト-モノ-ヒト」という2つの伝播経路により感染が拡大する．とくに，病院内では抵抗力が低下している患者も多いため，徹底した感染防止対策が必要である．

皮膚の処置を行う際には，①患者に接する前後の手洗いや手指消毒，②手袋などの個人防護用具の装着を徹底する．処置の部位，範囲により白衣や上腕への汚染が予測されればプラスチックガウンを使用し，洗浄を行う場合は眼・口・鼻腔粘膜の汚染が予測されるため，マスクやアイシールドを装着する必要がある．

(沢田泰之，舩木曜子)

緑色爪

爪甲に感染した緑膿菌の産生する色素で生じる．爪甲側縁あるいは爪甲尖端の一部に始まり，拡大して爪甲全体が青緑色を呈する(3章，p.172参照)．

爪囲炎

爪周囲の皮膚に起きる感染症．爪縁に沿って起こり，疼痛，熱感，発赤，腫脹の症状がある．膿は通常爪縁に沿って生じるが，ときに爪下にも生じる．

毛包炎

単一の毛嚢に限局した細菌性の炎症．摩擦などによる毛孔部の微小外傷や閉塞，ステロイド外用，発汗や密封包帯法による皮膚の浸軟が誘因となり，毛嚢に黄色ブドウ球菌などが感染して発症する．症状は毛孔中心性の粟粒大の小膿疱で，その中心を毛が貫通する．周囲に発赤を伴い，米粒大程度の硬結を触れる．

膿疱

水疱の内容物が膿(壊死した白血球を主とする)の集合体で粘性がかなり強いもの．

緑膿菌性敗血症

緑膿菌感染による敗血症．急性白血病などの悪性血液疾患治療に伴う顆粒球減少を背景に発症しやすい．

壊疽性膿瘡

尋常性膿瘡とは別症．局所型と敗血症型がある．中心壊疽，深い打抜き状の潰瘍化，緑膿菌が多い．

表1　皮膚緑膿菌感染症

皮膚限局性	趾間緑膿菌感染症，緑色爪，緑膿菌性毛包炎，創の2次感染
全身性	壊疽性膿瘡

ICT：infection control team，感染対策チーム

手足口病
(HFMD)

見つけたら…

早急報告

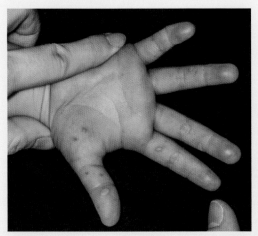

A：手掌～手指に多発する小水疱

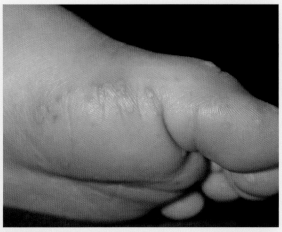

B：足底から足趾に多発する小水疱．水疱は皮膚割線方向に沿う．

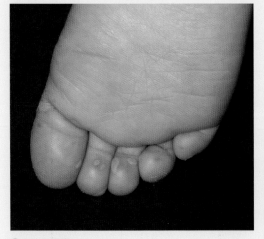

C：Bと同様

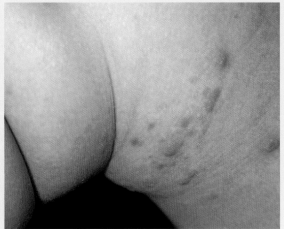

D：大腿～殿部にも水疱を生じることが多い．

手足口病（HFMD）とは

　日常高頻度にみられる，5歳以下の乳幼児に好発するウイルス感染症である．成人に感染すると比較的症状が重い場合が多い．

　とくに夏季に流行することが多く，小児は家族内，集団生活を送る保育所・幼稚園で感染し合う．

1）症状

　発疹は2〜3mmの赤みのある水疱で，軽い痛みを伴う．水疱は皮膚割線方向に沿い，楕円形をとることが多い（**図1**）．好発部位は，口腔内，口唇のまわり，手掌（**写真A**），足底，足趾（**写真B，C**）〜足背，膝蓋，殿部〜大腿部（**写真D**）など．水疱はまれに10〜20mmほどの大きなものができることや，四肢に多発することもある．

　3分の1程度の症例で初期に咽頭痛や発熱がみられることがあるが，発熱は軽度で長く続くこともない．口腔内に水疱ができると痛みで食欲が低下したり，流涎が増えることがある．多くは，無治療でも1週間前後で自然治癒する．

2）注意すべき合併症

　注意すべきは，まれに心筋炎，神経原性肺水腫，急性弛緩性麻痺などを合併することがあり，とくにエンテロウイルス71の感染症例では，ほかのウイルス感染症例に比べて，髄膜炎，小脳失調症，脳炎などの中枢神経疾患合併例が多い．また，典型的な発疹がみられずに，重症な合併症が生ずることもある．

　なお，近年，コクサッキーウイルスA6感染により手足口病の症状が消失してから1か月以内に，一時的に手足の爪甲が脱落することが報告されているが，その後は正常な爪が生える．

どんなときに起こるか

1）原因ウイルス

　原因ウイルスとして，ピコルナウイルス科のエンテロウイルス属に属する，コクサッキーウイルスA16が主で，そのほかに同ウイルスA4，5，6，9，10，B2，5，またエンテロウイルス71が原因となる．したがって，1人の児が何種類かの原因ウイルスに感染することがある．

2）感染源

　毎年，夏を中心として発生し，7月下旬に流行のピークを迎える．過去10年間では，2011年に最大の流行が発生し，2013年はそれに次ぐ規模の流行があった．重症化する割合が高いといわれているエンテロウイルス71によるHFMDも流行している．

HFMD

hand-foot-and-mouth disease
手足口病
コクサッキーA16およびA5，A10ウイルス，エンテロ71型ウイルスなどの感染による伝染性疾患．1〜3歳の幼少児に多い．口腔，咽頭，手掌，足蹠に小水疱や丘疹が出現する．

水疱

表皮内または表皮直下に漿液がたまり隆起したもの．

流涎

よだれを流すこと．唾液分泌過多および口腔の麻痺，嚥下困難などが原因．

エンテロウイルス

多様な病状の感染症を引き起こすウイルスで，腸管内で増殖するウイルスの総称．手足口病やヘルパンギーナを起こす．病原ウイルスは，コクサッキーA群ウイルス，コクサッキーB群ウイルス，エコーウイルス，ポリオウイルス，エンテロウイルス，A型肝炎ウイルスなど．

❷ 皮膚症状の緊急度がわかる！

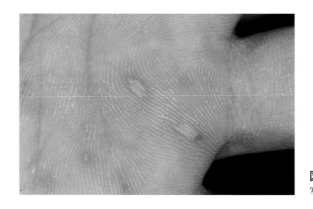

図1　皮膚割線方向に沿った水疱
写真提供：大原國章先生（虎の門病院）

患者の鼻や咽頭分泌物，便などにより接触感染，糞口感染および飛沫感染する．治癒後も，便中には2～5週間，ウイルスが排泄される．潜伏期間は感染から発症までの3～5日である．

治療法

1）対症療法

原因ウイルスに対する特効薬もワクチンも存在しないが，多くは軽症で1週間前後で自然治癒する．しかし，罹患している間は安静にし，過度の運動や疲労を避ける．

発疹に対する局所処置として，石けんやボディソープを避ける必要はなく，むしろ清潔に洗っておくほうがよい．水疱がびらんした場合には，亜鉛華軟膏を塗布し，かゆみには抗ヒスタミン薬を内服させる．

2）合併症の早期発見

とくに，前述したような合併症が起きた場合には，症状に対し早期に適切な治療を行う必要がある．

そのためには，子どもがぐったりしている，高熱が出る，発熱が2日以上続く，嘔吐する，頭を痛がる，視線が合わない，よびかけに答えない，呼吸が速くて苦しそう，水分が取れずに尿が出ない，などの症状がみられた場合には，すぐに医療機関を受診することが大切である．

ナースはここに注意する！

HFMD（手足口病）は，学校保健安全法では第三種の「その他の感染症」に分類されていて，登園や登校は禁止されていない．つまりほとんどが軽症で済み，小児期に免疫を獲得することが多い疾患の1つとされている．

したがって，この病気にかかりやすい年齢層の乳幼児が集団生活をしている保育所や幼稚園などでは，流行は免れない．治った後でも2～5週間ほど便中にウイルスがいるので，感染をなるべく減らすためには，排泄物の処理をしっかりと行うことと同時に，排便後の患者にはよく手を洗わせ，おむつ交換や排便処理をした大人の手洗いも十分に行っておくことが大切である．

（佐々木りか子）

びらん

ただれ．表皮基底層までの欠損で，水疱，膿疱などに続発する．あとに瘢痕を残さない．

亜鉛華軟膏

酸化亜鉛を含む軟膏で，患部を保護し，炎症をやわらげる．滲出液を吸収し乾燥させるはたらきもある．

感染症でよくみられる皮膚症状

麻疹

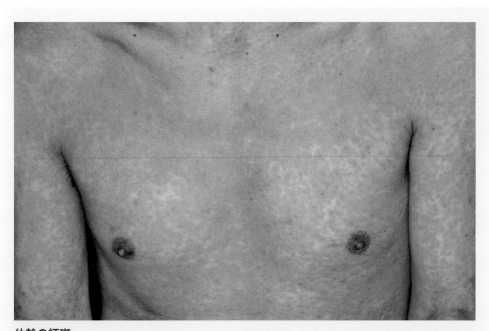

体幹の紅斑

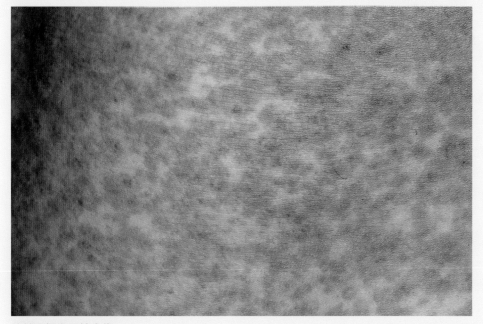

体幹の紅斑の拡大像
爪甲大までの紅斑が多発融合,出血も混じる.

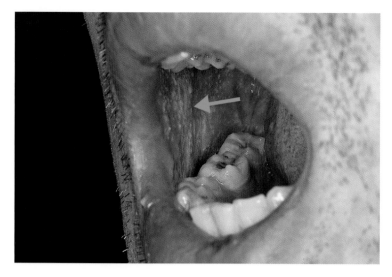

図1　Koplik斑
白色小丘疹が頬粘膜にみられる.

麻疹とは

1)特徴

俗にいう「はしか」のことである.

麻疹ウイルスは伝染力が強く空気感染(飛沫核感染)する.そのほか飛沫,接触とさまざまな感染経路で感染する[1].現在は日本土着のウイルスがみられておらず「排除状態」にあり,輸入感染症としてみられる[2][3].

潜伏期は10〜12日.39℃前後の高熱で始まり,病初期ではインフルエンザなどほかの発熱性疾患との鑑別がむずかしい.

2)症状

二峰性発熱,Koplik斑(図1),顔面から体幹に広がる出血が混じった融合傾向のある紅斑がみられる典型的麻疹と,ワクチン接種などにより臨床症状が異なる非典型的麻疹に分けられる.

典型的麻疹ではKoplik斑がいったん熱の下がったころから数日,発疹は二峰目の発熱時期よりみられ,解熱後も色素沈着を残す.

3)感染症としての注意点

いわゆる「感染症法」の5類感染症で届出が必要である.学校保健安全法では解熱後3日たってから登校可能で,成人においても同様の指導をする.

ワクチン接種世代であっても,抗体価低下による再感染の危険がある[4].

どんなときに起こるか

ワクチン接種をしていない,あるいは抗体価の下がった人が,麻

疹流行地(ワクチン接種のないアジア・アフリカなど)に行った場合や海外から渡航してきた麻疹患者を通じて感染する．診断の遅れで国内流行も起こりうる．

治療法

抗体価(ウイルスに対する抗体の血中濃度の指標)の確認(IgM抗体の存在．あるいはペア血清で有意な上昇)を行う．修飾麻疹の増加等により診断困難な患者の割合が増えており，病原体検出検査(ウイルス遺伝子の検出等)と免疫学的検査(IgM抗体，IgG抗体検査等)の併用が望まれている[1]．

伝染力が強いので他との接触を避け，重症なら個室入院．

治療は対症療法となる．解熱薬はアセトアミノフェンを使用する．合併症によっては抗菌薬の投与を行う．

ナースはここに注意する！

ワクチン接種歴の確認．

抗体価が下がって感染した場合，ほかの感染症，とくに風疹との鑑別がむずかしい．

発熱と似た発疹がみられる薬疹との鑑別(とくにテグレトール®やラミクタールなど)に注意する．

重症化すると，死に至る場合がある．麻疹肺炎，麻疹脳炎，さらに数年たってからみられる亜急性硬化性全脳炎(SSPE)，細菌の2次感染による中耳炎，肺炎などの合併症を見逃さない．

(関根万里)

IgM抗体

Immunoglobulin M，免疫グロブリンM
感染後初期にみられる免疫抗体．

ペア血清

同一患者から採取した急性期血清と回復期血清．感染初期の急性期血清の抗体価と比べて，回復期血清の抗体価がどのくらい上昇したか検査に使用する．

SSPE

subacute sclerosing panencephalitis，亜急性硬化性全脳炎
麻疹ウイルスによるゆっくりと進行する脳炎．発病後は数か月から数年の経過で神経症状が進行する．

引用・参考文献
1)国立感染症研究所感染症疫学センター：感染症情報 麻疹とは(2017年6月7日改訂)．
2)厚生労働省健康局結核感染症課：プレスリリース 世界保健機関西太平洋地域事務局により日本が麻しんの排除状態にあることが認定されました．平成27年3月27日．https://www.mhlw.go.jp/file/04-Houdouhappyou-10906000-Kenkoukyoku-Kekkakukansenshouka/0000134571.pdf(2020年2月20日閲覧)
3)世界保健機関西太平洋地域事務局(WHO WPRO)：Brunei Darussalam, Cambodia, Japan verified as achieving measles elimination. https://www.who.int/westernpacific/news/detail/27-03-2015-brunei-darussalam-cambodia-japan-verified-as-achieving-measles-elimination(2020年2月20日閲覧)
4)日野治子：ウイルス感染症の鑑別法．日本皮膚科学会雑誌，120(5)：993-1008, 2010.

風疹

腹部の半米粒大ほどの紅斑が多発. 融合傾向は乏しい.

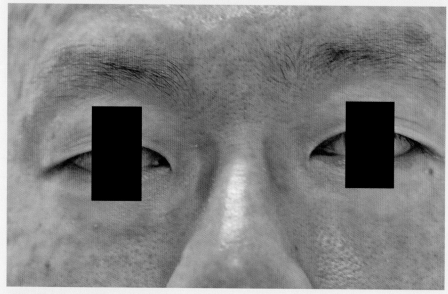

眼球結膜の充血と顔面の細かい紅斑

風疹とは

風疹ウイルスの飛沫感染により発症し，潜伏期は14〜21日である．

発熱と発疹，リンパ節腫脹(とくに耳後部)を特徴とし[1]，眼球結膜充血，口蓋の点状の丘疹，出血斑もみられることがあるが[2]，麻疹ほどの重症感はない．発疹は麻疹より小さく融合傾向に乏しい．

妊婦(妊娠20週頃まで)が感染すると胎児感染により先天性風疹症候群の児が生まれることがあるのが最大の問題(1.8〜7.7/10万出生数)である．先天性風疹症候群の3大症状は，先天性心疾患，難聴，白内障である[3]．

ワクチン接種により予防ができるので，男女ともワクチン接種(2回以上)が望まれる．いわゆる「感染症法」の5類感染症で届出が必要である．学校保健安全法では解熱したら登校可となる．大人においても同様の対応をする．

どんなときに起こるか

ワクチン接種をしていない，あるいは抗体価の下がった人が風疹流行地に行った場合に生じる．麻疹ほどの伝染力はないが，飛沫感染する．

治療法

風疹抗体価の確認をする．IgM抗体陽性あるいはペア血清で有意な抗体価の上昇(HI法：4倍以上，EIA法：2倍以上)を確認する．

症状に対しては対症療法を行う．ほかへの感染を防ぐため，自宅安静あるいは症状が強いときには個室入院とする．

ナースはここに注意する！

ほかの急性発疹症(麻疹などのウイルス感染症，そのほかの熱性感染症や薬疹)との鑑別に注意する．ワクチン接種歴の確認．麻疹IgM抗体の上昇が軽度みられることがある．

先天性風疹症候群の危険性を確認するため，発病者が妊婦か周囲に妊婦がいないかを調べる．妊婦健診でHI価16倍以下では，産後早期のワクチン接種が推奨される[1][4]．ワクチン接種をしたら2か月間避妊する[5]．

(関根万里)

HI価

HI法(赤血球凝集抑制試験)による抗体価．

引用・参考文献
1) 国立感染症研究所感染症疫学センター：感染症情報 風疹とは(2013年5月7日改訂).
2) 日野治子：ウイルス感染症の鑑別法. 日本皮膚科学会雑誌, 120(5)：993-1008, 2010.
3) 加藤茂孝：感染症の話 先天性風疹症候群. IDWR2002年第21週号.
4) 国立感染症研究所：風疹・先天性風疹症候群 2015年6月現在. IASR, 36(7)：117-119, 2015.
5) 永田由子ほか：麻疹・風疹ウイルス感染症のすべて. Derma, 242：52-56, 2016.

舌の白苔
（口腔カンジダ症）

見つけたら…

要報告

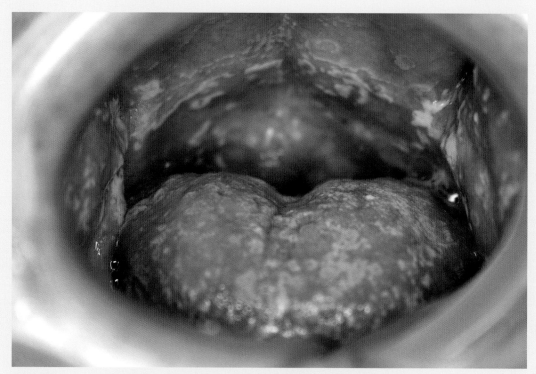

急性偽膜性カンジダ症の口腔内：白色の病変が，舌から両側頬粘膜，口蓋に認められる．

口腔カンジダ症とは

　グラム陽性真菌である，*Candida*によるものである．ほとんどの症例は*C. albicans*が主である．成人口腔内の30〜50％で菌が検出され，口腔内常在菌の1種類である．

　口腔カンジダ症は以下のごとく分類され，それぞれに口腔内症状を呈する．

1）急性偽膜性カンジダ症

　最も頻度が多く，口腔内粘膜の一部または重度のときは全体に灰白色ないし乳白色の点状，線状，帯状の偽膜が認められ，ガーゼ等で容易に拭い取ることができる．その粘膜面は発赤している場合や，びらん，潰瘍化し出血がみられるときもある．自覚症状はほとんどがない．

偽膜

壊死した粘膜にフィブリンが析出し，白血球浸潤が加わって膜様になったもの．

2)慢性肥厚性カンジダ症

偽膜性カンジダ症が慢性化すると，白色病変(色は乳白色またはやや黄色みが強くなる)は次第に肥厚してくる．ときに丘状を呈することもある．

真菌が粘膜の深部にまで進行し，ガーゼ等では拭い取れないようになる．ほとんどの場合なんらかの全身疾患を有する．

3)萎縮性カンジダ症

この症例だけが赤い色を呈する病変である．別名，義歯性カンジダ症などとよばれるときもある．

義歯の形に沿って粘膜が発赤している場合はほとんどがこの疾患である．萎縮した粘膜に*Candida*が感染すると発症する．

舌の症状としては，ひりひり感，灼熱感，摂食時にしみるなどがみられる．

どんなときに起こるか

口腔内常在菌なので，それが出現するということは，日和見感染が原因となる．

年齢では，高齢者，新生児に多い．

局所的(口腔内)要因では，不潔な義歯，口角炎，口腔乾燥症，溝状舌，口腔白板症．

全身的な要因では，栄養状態の悪化，糖尿病，免疫低下，副甲状腺機能低下症，アジソン病，妊娠など．

薬剤では，抗菌薬，副腎皮質ホルモン薬，抗がん薬，免疫抑制薬など．

治療法

日和見感染なので全身の状態を改善させる．

口腔内については，アムホテリシンB，ミコナゾール，フルコナゾール，イトラコナゾールの局所使用，内服を行い，口腔内を清潔に保つ．義歯を使用している人は，義歯の清掃をよく行い，夜間は外して就寝するようにする．

ナースはここに注意する！

カンジダ症は，高齢者や病人に多く認められ，多くの常用薬を服用している場合が多い．アムホテリシンBには併用禁忌薬はないが，ミコナゾール，フルコナゾール，イトラコナゾールには併用禁忌薬があるため，投与する場合は併用薬に注意が必要である．

(小林　裕)

日和見感染

健常人には病原性を示さない，あるいは病原性が非常に弱い微生物が，とくに感染防御能の低下した患者に感染すること．HIV患者に多い．

溝状舌

舌背の表面に多数の溝がみられる状態．

口腔白板症

粘膜，移行上皮，皮膚粘膜移行部の白色角化性病変．舌に最も多い．前癌病変である．

アジソン病

がんや結核などによる副腎皮質機能不全により，顔面・口腔粘膜・会陰部・腋窩などに色素沈着を認める疾患．

引用・参考文献
1)白砂兼光，古郷幹彦編：口腔外科学　第3版．医歯薬出版，2012.
2)金子明寛ほか編：歯科におけるくすりの使い方2015-2018．デンタルダイヤモンド社，2014.

②皮膚症状の緊急度がわかる！

汎発性帯状疱疹
(disseminated herpes zoster)

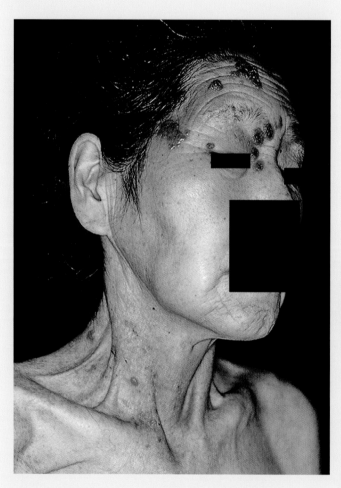

A：
右三叉神経第一枝領域に一致して，右前額～右上眼瞼周囲，右こめかみに痂皮が固着した結節や小水疱が集簇，散在している．それとは別に，頸部に小水疱が散在している．

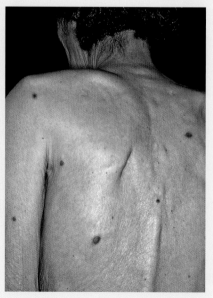

B：
背部，上腕にも同様の小水疱が散在している．

汎発性帯状疱疹とは
はんぱつせい

　帯状疱疹は，水痘と同じ水痘・帯状疱疹ウイルス(VZV)が再活性化して生じるウイルス性疾患である．初感染として水痘を発症したあと，神経節に数年～数十年の年月を経て潜伏感染し発症する．左右どちらかの神経領域に沿って浮腫性紅斑，紅色丘疹，紅暈を伴う小水疱が帯状に集簇・多発し，同部位に疼痛を伴う．
こううん

　汎発性帯状疱疹は，VZVが増殖しウイルス血症をきたし全身にウイルスが散布され発症する．通常の帯状疱疹に加えて，神経領域に関係なく全身に小水疱(汎発疹)を伴うことが特徴である．帯状疱疹が出現後に皮疹が汎発化するまでに4～11日間を要する．

　鑑別として，内因性のVZVが再活性化する際に帯状疱疹の形をとらずに水痘の皮疹の臨床像をとる場合があり，これを水痘再発という．水痘再発では全身状態が重篤であるのに対し，汎発性帯状疱疹では全身状態は軽症である．

どんなときに起こるか

　免疫抑制薬やステロイド内服などの免疫抑制治療，悪性腫瘍などの基礎疾患により免疫不全状態になったときに起こる．少数の汎発疹であれば健常者や高齢者でもみられる．

治療法

　診断後できるだけ早期の治療を行う．入院(隔離)のうえ，腎機能に配慮しながら抗ウイルス薬の点滴静注を行う．急性期の疼痛管理に努め，外用は抗菌薬，潰瘍化している場合は皮膚潰瘍治療薬を塗布する．

ナースはここに注意する！

　水痘未罹患者との接触は避け，疼痛に対しては患部を冷やさないように気をつける．

　髄膜炎や肺炎などが続発することや，とくに腎機能障害患者では抗ウイルス薬により意識障害などの精神神経症状をきたしやすいことがあるため，注意深く観察する．

　運動麻痺が発生することもあるので，治療後は積極的に患部を動かすよう指導する．

（高柳たかね）

水痘

水痘・帯状疱疹ウイルスの初感染による病態．空気感染し，感染力が強い．感染後，約2週間で高熱とともに顔面，頭部も含めほぼ全身に丘疹・水疱が播種状に出現する．口腔内にも粘膜疹が出現する．各々の皮疹は膿疱，乾燥，痂皮へと移行していくため，新旧の発疹が混在する．

紅暈
こううん

丘疹，小水疱，膿疱の周囲に伴った紅斑．

運動麻痺

ある運動を意図をもって遂行する場合に，十分に力を出せない状態．

2　皮膚症状の緊急度がわかる！

引用・参考文献
1)三田村康貴ほか：症例 腰背部の湿布貼付部位に集簇して出現した汎発性帯状疱疹の1例．西日本皮膚科，75(1)：32-35，2013．
2)石河晃：皮膚疾患 最新の治療2015-2016(渡辺晋一，古川福実編)．p.178-179，南江堂，2015．

VZV：varicella zoster virus，水痘・帯状疱疹ウイルス

Kaposi水痘様発疹症
(Kaposi's varicelliform eruption)

見つけたら…
要報告

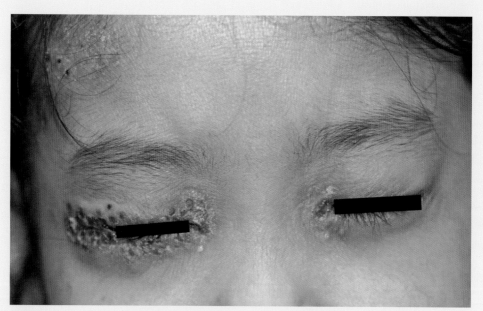

8歳女児. 以前よりアトピー性皮膚炎で皮膚科通院中. 4日前より顔面眼瞼周囲に水疱形成あり.

Kaposi水痘様発疹症とは

1)発症機序

疱疹性湿疹ともいい, 一般的に単純ヘルペスウイルス1型(HSV-1), ときに2型(HSV-2)の初感染あるいは再活性化により発症する. 主にアトピー性皮膚炎などの湿疹病変がその発生母地となっている.

乳幼児に好発するが, 近年では成人のアトピー性皮膚炎患者が再発をくり返す例が増加している. 主に顔面や上半身に出現するが, 乳幼児では全身に生じることも多い.

HSV：herpes simplex virus, 単純ヘルペスウイルス

2）症状

　突然の高熱とともにリンパ節腫大をきたし，湿疹病変上に小水疱を生じる．やがて集簇性に多発し，播種状かつ急速に拡大する．膿疱，びらんを形成し痂皮化する．細菌感染を合併することも多い．治癒までの経過は10日〜1か月で，ときに瘢痕を残して治る．

　乳幼児ではときにウイルス血症を起こし，脳炎，肝炎，副腎不全により死亡することがある．

どんなときに起こるか

　アトピー性皮膚炎のような皮膚のバリア機能の低下に加え，局所免疫能が低下した状態が発症に関与している．

検査および治療法

　Tzanck試験を行い，球状細胞やウイルス性巨細胞を確認する．HSV初感染の場合，急性期と1〜2週間後のペア血清を調べることにより，抗体価の有意な上昇がみられるので診断に役立つ．

　治療は抗ウイルス薬の全身投与が基本．症状に応じて，内服あるいは注射薬を選択し，できるだけ早期に治療を開始することが重要である．

ナースはここに注意する！

　アトピー性皮膚炎患者に多いので，皮疹のコントロールが大切である．

（鈴木貴子）

痂皮

俗にいうかさぶたで，漿液や膿汁が皮膚面に乾燥して固着したもの．血液の凝固したものを血痂という．痂皮が形成される現象を結痂という．

Tzanck試験

ツァンク試験．水疱中の棘融解細胞（ツァンク細胞）やウイルスの感染した多核巨細胞を検出する方法．

球状細胞

角化細胞がウイルスに感染し球状に見えるもの．

ウイルス性巨細胞

水疱内に出現するヘルペスウイルスによる巨細胞．Tzanck試験で検出される．

酒皶

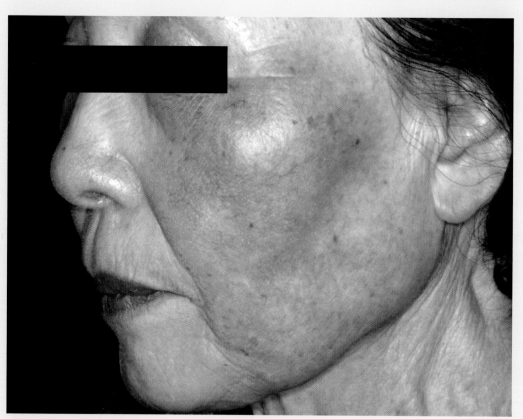

頬部の紅斑を主症状とした酒皶（紅斑毛細血管拡張型酒皶）.

酒皶とは（表1）

　顔面の紅斑，とくに頬部や鼻部，前額部を中心として顔面の皮膚が赤くなることを主たる症状とし，いわゆる「赤ら顔」を特徴とした疾患である.

　注意深く観察すると，頬部や鼻部に毛細血管の不規則な拡張を認める（紅斑毛細血管拡張型酒皶）. ほとんどの患者は，温度変化や日光照射などの外界の変化や精神的緊張などの情動変化に誘発される顔の火

照りや赤みが強くなることを自覚し，不快感を訴える．症状の増悪に伴ってニキビに似た丘疹(ブツブツ)や膿疱を生じることも多い(丘疹膿疱型酒皶)．また，鼻の変形・拡大を伴う鼻瘤をきたすこともある(鼻瘤型酒皶)．酒皶の症状に伴って，眼球や眼瞼の結膜炎を合併することもある(眼型酒皶)．

年余にわたり経過する慢性炎症性疾患であり，赤ら顔や火照り感によって患者のQOL(生活の質)を著しく障害する．成人女性に多いが，日本人での発症頻度は不明である．

どんなときに起こるか

酒皶の一義的な病因は不明であるが，外界刺激の感受性の増加や自然免疫機構の異常などが病態として提唱されている．

火照りなどの症状悪化因子として，①急激な気温・皮表温度の変化(寒いところから暖かいところへの移動，入浴，洗顔)，②日光・紫外線照射，血流の増加する飲食物(香辛料のきいた料理やアルコール類など)，③血流上昇をきたす行為(運動などの体温上昇・発汗をきたす行為，緊張などの精神的情動)がある．ステロイド外用薬は酒皶を増悪させ，紅斑の悪化と丘疹・膿疱を誘発する．

治療法

酒皶の症状を悪化させない指導が重要である．前述の症状悪化因子を患者ごとに確認し，その除去・回避・予防について検討する．

症状を増悪させないためにスキンケアは重要である．酒皶でのスキンケアの基本は，適度な洗顔，保湿，遮光である．洗顔は強く擦らず，適温の水でよくすすぎ，綿のタオルを押し当てて水気をとる．保湿の基本は，化粧水とクリームの使用であるが，各患者に合わせた刺激感の少ないものを選択するよう指導する．洗顔後のすみやかな保湿による角層機能の補助が，酒皶症状の増悪を避ける手段となる．

多くの酒皶患者で紫外線・日光照射は増悪因子であり，日焼け止めや遮光は有効な予防法である．治療としては，メトロニダゾール含有外用薬が丘疹と膿疱に有効である．

ナースはここに注意する！

皮表温度の変化は酒皶の増悪因子となるため，酒皶症状に対して極端に冷却することは避けるべきである．火照りが強い患者では保冷剤や水で局所を冷やしすぎてしまい，凍瘡(しもやけ)様の症状を合併して逆に悪化することもある．

(山﨑研志)

表1　酒皶の種類

紅斑毛細血管拡張型酒皶	頬部や鼻部に毛細血管の不規則な拡張を認める
丘疹膿疱型酒皶	症状の増悪に伴ってニキビに似た丘疹や膿疱を生じる
鼻瘤型酒皶	鼻の変形・拡大を伴う鼻瘤をきたす
眼型酒皶	酒皶の症状に伴って眼球や眼瞼の結膜炎を合併する

膿疱

水疱の内容物が膿(壊死した白血球を主とする)の集合体で粘性がかなり強いもの．

鼻瘤

鼻部が線維化により隆起した状態．

2 皮膚症状の緊急度がわかる！

酒皶様皮膚炎

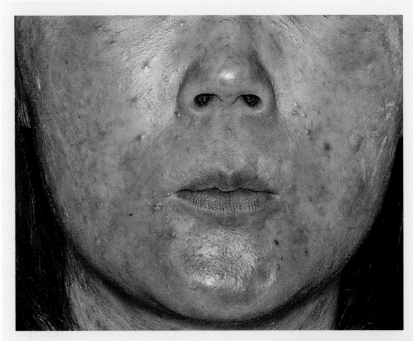

ステロイドの長期使用による酒皶様皮膚炎. 口囲皮膚炎. 鼻唇溝部や口囲にとくに紅色調の強い紅斑を認め, 頬部には丘疹が散在する.

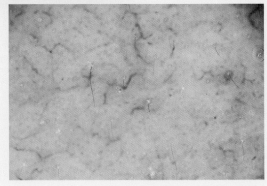

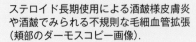
ステロイド長期使用による酒皶様皮膚炎や酒皶でみられる不規則な毛細血管拡張（頬部のダーモスコピー画像）.

酒皶様皮膚炎とは

1）酒皶との違い

　前項の酒皶に臨床的に類似した症状（顔面の紅斑, とくに頬部や口囲を中心として顔面の皮膚が赤くなり, ニキビに似た丘疹（ブツブツ）や膿疱を生じる）が, ステロイドの外用・内服療法やプロトピック®外用薬の使用等により誘発された皮膚炎を酒皶様皮膚炎という.

ステロイドによって誘発された酒皶様皮膚炎を「ステロイド酒皶」と呼称し，口囲に限局する場合に「口囲皮膚炎」と診断することもあるが，基本的には酒皶様皮膚炎と同義である．

2）症状

典型的な酒皶様皮膚炎では，酒皶に特徴的とされる外気温の変化等の外的刺激に伴う"火照り感，一過性の火照り"が，ステロイドによる発症に先行せず，発症後も火照りの訴えが少ない．

酒皶様皮膚炎ではステロイドの長期使用に伴う毛細血管拡張を認めることが多く，毛細血管拡張の有無を基準として酒皶と酒皶様皮膚炎を鑑別することはむずかしい．

どんなときに起こるか

「肌がすべすべするからステロイドを化粧下地の代わりに塗っていた」という患者も見受けられ，ステロイドの不適切な使用が誘因の1つである．またステロイドやプロトピック®外用薬に感受性の高い患者に発症している印象も受けるが，酒皶様皮膚炎の発症機構の詳細は不明である．

一方で，ステロイドの使用量が少なく使用期間が短いにもかかわらず，酒皶様症状がみられる場合には，ステロイドによる酒皶症状の増悪を疑う．口囲に限局する「口囲皮膚炎」では，歯周病や咽頭炎の原因ともなるフソバクテリウムの関与も示唆されている．

ステロイド使用以前から酒皶症状があった場合には，「ステロイドによる酒皶症状の増悪」とすべきであるが，患者の既往歴や臨床経過の詳細を吟味しないと酒皶と酒皶様皮膚炎の鑑別は困難な場合もある．

治療法

原因となるステロイド治療を中止する．プロトピック®外用薬による酒皶様皮膚炎の場合は，プロトピック®を中止する．

ステロイドやプロトピック®の中止により1〜2週間ほどはリバウンドとして皮膚炎が増悪することがあるが，保湿剤の使用とビブラマイシン®内服療法で軽快する．メトロニダゾール含有外用薬も炎症を抑制するのに有効である．

ナースはここに注意する！

ステロイドやプロトピック®の使用理由となるなんらかの皮膚疾患が原疾患として潜在していることがあるので，患者背景に留意する．ステロイドやプロトピック®の再使用には注意を要する．

（山﨑研志）

酒皶（しゅさ）

頬や鼻部を中心に紅斑や毛細血管拡張など赤みがみられる症状．重症度により，毛包一致性の丘疹や膿疱を生じたり，線維化や鼻瘤をきたしたり，眼瞼結膜炎など眼症状を合併することがある．

ダーモスコピー

皮膚面にエコーゼリーなどを塗って乱反射を抑え，光を透過して皮膚の内部（真皮上層程度まで）の色素の性状，分布などを観察する方法（p.145参照）．

❷ 皮膚症状の緊急度がわかる！

初期褥瘡

見つけたら…
早急対応

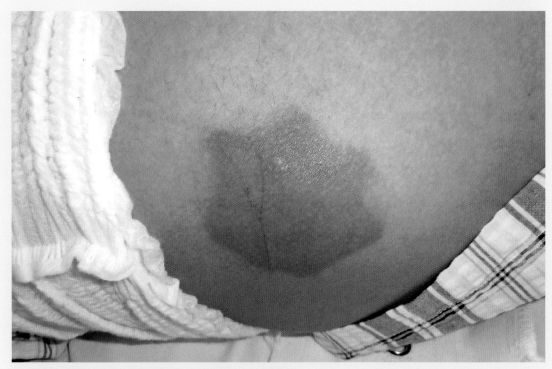

60代男性. 他院より全身状態の悪化により転院してきた症例.
来院時に右腰部に圧迫にて退色を認めない発赤を認めた. 軟膏療法, 除圧にて状態は改善し, 褥瘡への移行は回避できた.

初期褥瘡とは

　救急外来に搬送されたとき, 長い手術後や運動制限のある患者の荷重部を観察すると, 発赤を認めることがある.

　これって何? ただ赤くなっているだけ? このまま様子を見ていていいのか?

　答えはダメ! 初期褥瘡の可能性がある.

　これは米国の褥瘡諮問委員会(NPUAP)が提唱するStage分類でStage Iのことである.

　発赤には単なる反応性充血(一時的な発赤)とよばれ, 経過観察により消褪するものもあるが, 初期褥瘡の場合は水疱形成や皮膚の壊死を生じ, 深刻な褥瘡に移行することがある.

NPUAP

National Pressure Ulcer Advisory Panel, 米国褥瘡諮問委員会
褥瘡の深達度による分類を1989年に発表した米国の組織.

Stage分類

NPUAPによる深達度分類. 「DTI (deep tissue injury:深部損傷褥瘡) 疑い」「ステージI〜IV」「判定不能」からなる.

どんなときに起こるか

1)原因

最も大きな原因は，外力による皮膚および皮下組織への持続的な圧迫である．皮膚への圧迫は皮膚および皮下組織の血管を圧迫し，血流を途絶させ阻血状態を引き起こす．

このような阻血状態が一定時間以上続くことにより，不可逆的な組織壊死を生じる．これが褥瘡といわれるものである．

2)初期褥瘡を疑う所見

2時間以上同じ姿勢で，俗に骨突出部といわれている部位の皮膚が赤くなっている場合は褥瘡を疑う[1]．

その発赤が褥瘡であるのかを確認する方法に，指押し法とよばれるものがある．これは人差し指で発赤部分を軽く3秒ほど圧迫する方法である[2]．圧迫したときに発赤部が白く変化し，離すと再び赤くなる場合は褥瘡でない可能性が高い（長湯やお酒を飲んだ際に赤くなる頬を想像していただけるとわかりやすい）．圧迫によって発赤が消褪しない場合は，初期褥瘡の可能性が疑われる．

3)発生部位

仙骨，坐骨，腸骨，脊椎，踵，後頭部など骨突出部には，臥位で他部位と比較してとくに体圧が集中しやすく，循環障害が発生しやすい．さらに高齢者では皮下脂肪が薄く，皮膚自体も脆弱で容易に循環障害から褥瘡に移行しやすいといえる．

治療法

まず主治医に相談し，主に褥瘡の治療を行っている科の医師やWOCナースに相談する．最初の対応を誤ると初期褥瘡は容易に難治性に移行するので注意が必要である．

それまでは，体位変換の頻度，方法，使用している除圧マットなどを見直す．発赤部にはワセリン等を使用し，保湿に努める．診察を受けるまでに進行させないことが重要である．

ナースはここに注意する！

体位変換の際，荷重部の発赤を見逃さない，放置しない．

（森田尚樹）

反応性充血

紅斑部分を指またはガラス板で3秒圧迫し，押したときに白く変化して離すと再び赤くなるときは反応性充血の状態．紅斑が消褪しない場合は初期褥瘡が考えられる．

骨突出部

肩甲骨部，仙骨部，大転子部，坐骨部，踵骨部など，骨隆起上に軟部組織が乏しく，高い圧が集中しやすい部位．褥瘡の好発部位となる．

指押し法

褥瘡の鑑別方法の1つ．発赤部を指で押し，押したときに白く変化しない（発赤が消褪しない）場合，初期褥瘡の可能性を考える．

WOCナース

皮膚・排泄ケア領域の認定看護師．創傷(wound)，オストミー(ostomy)，失禁(continence)の頭文字からなる．

2 皮膚症状の緊急度がわかる！

引用・参考文献
1)日本褥瘡学会 学術教育委員会ガイドライン改訂委員会：褥瘡予防・管理ガイドライン第3版．CQ9.1（推奨度C1）．
2)日本褥瘡学会 学術教育委員会ガイドライン改訂委員会：褥瘡予防・管理ガイドライン第3版．CQ7.3（推奨度C1）．

DTI
(deep tissue injury)

見つけたら…

早急報告

発見時

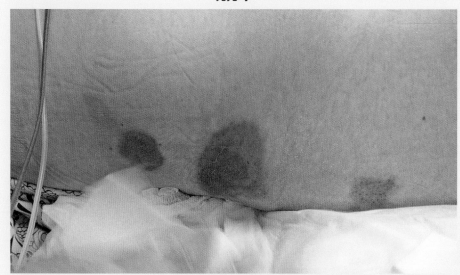

２週間後

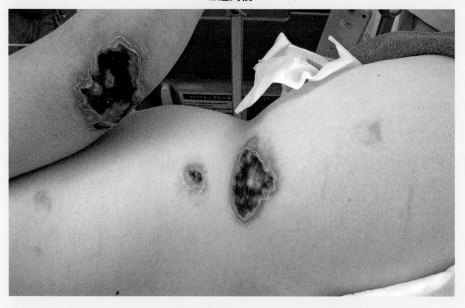

50代女性．原因不明の敗血症により自宅にて倒れているところを発見された症例．
２日前に，歩いているのを目撃されているが，意識消失を発症した正確な時間は不明とのこと．搬送時に右腰部側面に圧迫にて退色を伴わない暗赤色の所見を認めた．
軟膏，除圧により加療するも，２週間後，皮膚の壊死とともに排膿を認めたため，デブリードマン，植皮術を施行した．

DTIとは

1）定義と原因

　通常の褥瘡は初期褥瘡に記したように，突出した骨上の皮膚に持続的な圧迫が加わることで，皮膚への血流が障害され発生する.

　しかし，NPUAPが2007年改訂版に追加したDTIでは，圧迫により深部組織，すなわち皮下脂肪や筋肉内の毛細血管が圧迫されることで血流が途絶し（阻血）発生する[1].

2）なぜ皮膚は大丈夫？

　皮膚も皮下組織と同様に圧迫されているが，皮下脂肪や筋肉は皮膚と比較して阻血状態に弱いという報告があり，この報告もDTI発生の根拠といわれている[2].

　すなわち，通常の褥瘡は皮膚から発生するのに対し，DTIは深部から発生する（図1）[3].

どんなときに起こるか

1）どのような所見でDTIを疑う？

　初期褥瘡の診断には，通常，指押し法，すなわち「圧迫により消褪しない発赤」が使用される[4]. しかし，DTIでは皮膚色は暗赤色（deep red），栗色（maroon），紫色（purple）に変色し，圧迫により消褪しない. 表皮の剥離や熱傷のような水疱（血腫様）を伴うことがある. また，皮膚色の変化に一致した範囲で，皮下に硬結や強い疼痛，温度の変化を伴う.

2）発生部位

　俗に骨突出部といわれている部分より，筋肉と骨の境界面で体圧が長時間集中し，また剪断力が発生する場所に発生する. すなわち，通常の褥瘡のように皮下組織の少ない高齢者の骨突出部ではなく，長時間の手術や，安静（倒れていた）等で圧迫されていた部位に発症することが多い.

3）suspected DTI

　皮膚の変色をあまり伴わず，圧痛のみの場合もあるが，そのような場合もDTIを疑い，頻回の観察を行う. 1週間程度経過した後に所

> **硬結**
>
> 柔らかい組織が炎症やうっ血，充血などで硬くなること.

図1　通常の褥瘡（左）とDTI（右）の発生・進行の違い

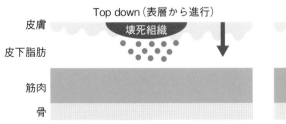

DTI：deep tissue injury，深部損傷褥瘡

見がはっきりすることもある(suspected DTI)[1].

治療法

　まず主治医に相談する．DTIは発見されたときはすでに深部褥瘡と同様にステージⅢ，Ⅳの可能性もある．ベッドは高機能の体圧分散寝具に変更し，創面は通常の褥瘡に使用している軟膏で行い，頻回に変化を観察する．

　深達度の評価，診断にはエコーやCT，MRIを施行する必要がある．

　ベッドサイド，もしくは手術室でのデブリードマンが必要な可能性が高く，主治医に早期に報告，相談する必要がある．

ナースはここに注意する！

　初期褥瘡同様，早期発見(局所の所見を見逃さない)，早期対応(徹底的な除圧)が重要である．

　　　　　　　　　　　　　　　　　　　　　　　（森田尚樹）

suspected DTI

圧迫，圧迫とずれにより深部の軟部組織が損傷したことによって生じた紫色，または栗色に変色した欠損していない限局した皮膚または血腫のこと．

引用・参考文献
　1)NPUAP 2007：Pressure Ulcer Stages Revised by NPUAP．2007．
　2)Daniel RK, et al.：Etiologic factors in pressure sores：an experimental model. Arch Phys Med Rehabil, 62 (10)：462-498, 1981.
　3)大浦紀彦ほか：褥瘡発生のメカニズムおよび基礎疾患．形成外科，51(増刊号)：S154-161, 2008.
　4)日本褥瘡学会 学術教育委員会 ガイドライン改訂委員会：褥瘡予防・管理ガイドライン第3版．CQ7.3(推奨度C1)．

医原性の皮膚症状

薬疹
（アレルギー性薬疹）

見つけたら…

緊急対応

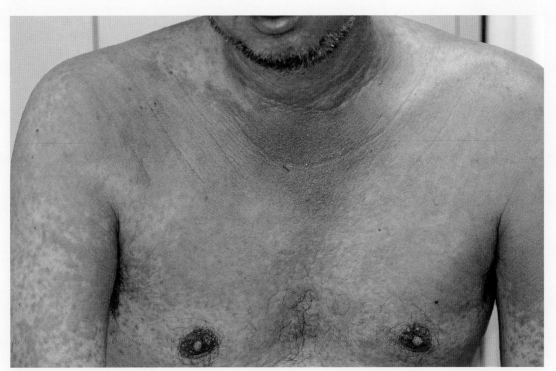

播種状紅斑丘疹型薬疹．50代男性，カルバマゼピン（テグレトール®）内服後3日目から全身に皮疹が出現した．

薬疹とは

　薬疹とは，薬を内服したり注射したりすることにより生じる発疹のことであるが，その中でも問題となるのは，薬を投与されたごく一部の人に生じるアレルギー性薬疹である．ふつう薬疹といった場合には，このアレルギー性薬疹をさし，薬に対して反応するような細胞や抗体がある人（これを，薬に感作された状態とよぶ）にのみ生じる．薬疹の種類を**表1**に示す．

　通常，薬に反応するこのような細胞や抗体ができるのには，内服を始めて1〜2週間ほどかかるので，そこで初めて発症すると考えられている．したがって，内服したことのない薬で（アレルギー性）薬疹を生じることはないはずである．

表1　薬疹の種類
・湿疹型
・じんましん型
・紅皮症型
・スティーブンス・ジョンソン症候群（SJS）
・中毒性表皮壊死症（TEN）

感作

抗原を与えて，それに対する抗体をつくらせ，生体の反応状態を変えること．

どんなときに起こるか

アレルギー性の薬疹であれば，その薬剤を2回目以降に内服した場合に起きる可能性が高い．

治療法

疑わしい薬剤は中止する．薬疹の皮疹に対しては，ステロイド外用，抗アレルギー薬内服で対応する．皮膚科に相談し，被疑薬は検査に使用する場合があるので保存しておく．薬疹の病型と主な原因薬剤を表2に示す．

ナースはここに注意する！

スティーブンス・ジョンソン症候群(皮膚粘膜眼症候群：SJS)や中毒性表皮壊死症(TEN)などの重症薬疹は，生命の危機にかかわる場合があるので迅速に対応する．

(岩澤うつぎ)

表2　薬疹の発疹型と主な原因薬剤

病型	原因薬剤
播種状紅斑丘疹型	カルバマゼピン，イオヘキソール，アモキシシリン水和物，アンピシリン水和物，チオプロニン，メキシレチン塩酸塩
湿疹型	チクロピジン塩酸塩，カルバマゼピン，チオプロニン，金チオ硫酸ナトリウム，ペニシリン系薬，クロルプロマジン塩酸塩
固定薬疹型	アセトアミノフェン，メフェナム酸，テトラサイクリン，アリルイソプロピルアセチル尿素
SJS型	カルバマゼピン，アロプリノール，フェニトイン，アセトアミノフェン，スリンダク，ネビラピン
TEN型	フェノバルビタール，アセトアミノフェン，カルバマゼピン，アロプリノール，スリンダク，ジクロフェナクナトリウム

清水宏：あたらしい皮膚科学．第3版，p.152，中山書店，2018．より抜粋

引用・参考文献
　1)清水宏：あたらしい皮膚科学．第3版，中山書店，2018．

薬疹で行われる検査とは

・パッチテスト

原因薬剤をしみ込ませたシートを背部あるいは上腕に貼布してアレルギー反応を見るテスト．正確性は，他のテストに比べて低く，約35％に偽陽性が出現するといわれる．

・内服誘発テスト

原因薬剤を再投与して，同様の障害が出現するかどうかを見るテスト．最も確実な方法だが，危険を伴う．

・リンパ球刺激試験

（drug lymphocyte stimulation test：DLST）

患者血液からリンパ球を分離して，疑われる薬剤と反応させ，薬剤による刺激があるかどうかを見る試験．薬疹の病型と薬剤の種類により陽性率が異なる．

重症薬疹でおさえておきたい知識：急性播種性表皮壊死症 （表3）

薬物の副作用が原因で，全身の表皮が急激に壊死する疾患を急性播種性表皮壊死症という．スティーブンス・ジョンソン症候群，中毒性表皮壊死症などが含まれる．

スティーブンス・ジョンソン症候群（Stevens-Johnson syndrome：SJS）は，紅斑，皮疹のほかに発熱，関節痛，悪心などの全身症状を伴う症候群である．

中毒性表皮壊死症（toxic epidermal necrolysis：TEN）は，全身の紅斑・水疱・びらんから表皮細胞の全層性壊死へ進行する最重症型の薬疹である．ライエル症候群ともいう．

TENとSJSとの鑑別は，国際的には，体表面の30％以上に病変があるとTENとされ，10％以下の場合はSJSとされる．その中間の，10〜30％に病変がある場合はSJS/TENとよばれる．日本では10％以下をSJS，それ以上をTENとしている．

重症型薬疹を引き起こしやすい薬剤には，抗てんかん薬，高尿酸血症治療薬，抗菌薬（サルファ薬，β-ラクタム系抗菌薬），NSAIDs，代謝拮抗薬，抗HIVウイルス薬（ネビラピン）などがある．

表3　スティーブンス・ジョンソン症候群（SJS）と中毒性表皮壊死症（TEN）

スティーブンス・ジョンソン症候群（SJS）	高熱とともに口唇，口腔，眼結膜，外陰部などに粘膜病変を生じ，さらに全身の皮膚紅斑，水疱，びらんを伴う重篤な全身性疾患．スティーブンス・ジョンソン症候群は，表皮剥離面積が体表面積の10％未満のものをさす．
中毒性表皮壊死症（TEN）	広範囲の皮膚，粘膜に紅斑を生じ急速に拡大し，全身に及ぶ紅斑，水疱，びらんを生じ，表皮細胞の全層性壊死性変化をきたす最重症薬疹の1つ．SJSとの違いは，表皮剥離面積の違いである．

抗がん薬の点滴漏れ

見つけたら…
緊急対応

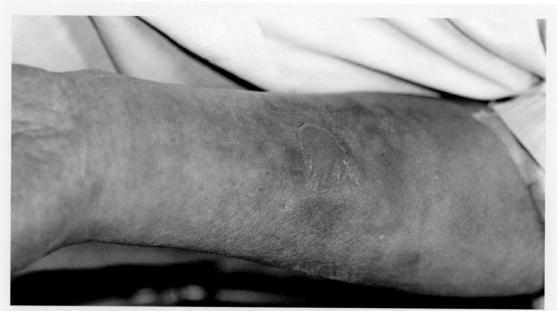

70代男性. ドキソルビシン (アドリアシン®) の点滴漏れで, 水疱を形成している.

抗がん薬の点滴漏れとは

　抗がん薬の点滴漏れは正式には, 抗がん薬の血管外漏出という. 静脈内注射・輸液が, カテーテルの先端の移動などによって, 血管外の周辺組織に漏れたときに, 組織の炎症や壊死をもたらすものである.

　抗がん薬の場合, 血管外漏出直後は, ほかの薬剤と同様に無症状あるいは, 軽い発赤・腫れ・痛みの皮膚症状が出現するが, 数時間〜数日後にその症状が増悪し, 水疱→潰瘍→壊死形成へと移行していく. 潰瘍形成した場合, 重症化すると外科的手術処置が必要になることもある.

血管外漏出

静脈注射した薬剤や輸液が, 血管外の周辺組織に漏れること. 組織の炎症や壊死をきたす.

どんなときに起こるか

　血管外漏出を起こしやすい要因としては，次の3点が挙げられる．①薬剤の種類．起壊死性抗がん薬(**表1**)はたとえ少量でも漏れると皮膚障害を起こす．②漏出部位．肘関節や手首では動きの制限が出て漏出しやすい．③加齢，糖尿病，高血圧の合併などで血管がもろくなっている．

治療法

- 点滴を止める．すぐには針を抜かない．留置針に残っている薬液を吸ってから，針も一緒に抜く．
- 抗がん薬の種類によって適切な処置をする．ステロイド軟膏の塗布，局所注射，冷湿布の貼用などを検討する．
- 新しくカテーテルを挿入する場合は，抗がん薬が漏れ出した部分のある手や足には挿入しない．
- 漏出後，24〜48時間は観察，処置が必要である．

ナースはここに注意する！

　抗がん薬の種類によって血管外漏出時の組織侵襲も違うので，使用する抗がん薬がどのタイプのものかは確認しておく．

（岩澤うつぎ）

表1　抗がん薬の種類

①起壊死性抗がん薬	②炎症性抗がん薬	③非壊死性抗がん薬
ドキソルビシン(アドリアシン®)	シスプラチン(ランダ®)	L-アスパラギナーゼ(ロイナーゼ®)
ダウノルビシン(ダウノマイシン®)	シクロホスファミド(エンドキサン®)	ブレオマイシン(ブレオ®)
イダルビシン(イダマイシン®)	ダカルバジン(ダカルバジン)	シタラビン(キロサイド®)
エピルビシン(ファルモルビシン®)	エトポシド(ベプシド®・ラステット®)	メトトレキサート(メソトレキセート®)
アムルビシン(カルセド®)	フルオロウラシル(5-FU)	ペプロマイシン(ペプレオ®)
マイトマイシンC(マイトマイシン)	ゲムシタビン(ジェムザール®)	エノシタビン(サンラビン®) など
ミトキサントロン(ノバントロン®)	イホスファミド(イホマイド®)	
ビンブラスチン(エクザール®)	アクラルビシン(アクラシノン®)	
ビンクリスチン(オンコビン®)	カルボプラチン(パラプラチン®)	
ビンデシン(フィルデシン®)	ネダプラチン(アクプラ®)	
ビノレルビン(ナベルビン®)	イリノテカン(トポテシン®・カンプト®)	
パクリタキセル(タキソール®)	ラニムスチン(サイメリン®)	
ドセタキセル(タキソテール®) など	ニムスチン(ニドラン®) など	

①起壊死性抗がん薬：少量の漏出でも強い痛みが生じ，腫脹・水疱・壊死などの皮膚障害を起こす．結果として潰瘍形成に至ることがあるとされていて，早期の発見と処置が重要となる．
②炎症性抗がん薬：漏出部位に発赤や痛みを生じることがあるが，潰瘍まで進展することはほぼない．
③非壊死性抗がん薬：皮下や筋肉への注射が可能な抗がん薬であり，ほとんど炎症症状は起こさない．

引用・参考文献
1)国立研究開発法人国立がん研究センターがん対策情報センター：がん情報サービス．
　https://ganjoho.jp/public/index.html (2020年2月20日閲覧)

放射線治療による
放射線皮膚炎

見つけたら…

要報告

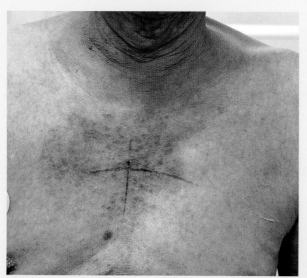

A:
70代男性．肺がんに対し放射線治療25回実施した．14回終了頃より胸部と背部に紅斑が出現してきた．かゆみあり．

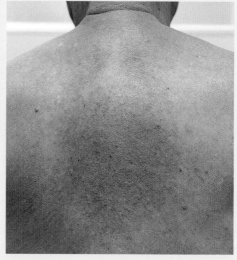

B:
Aの背部にも同時期に皮疹が出現した．

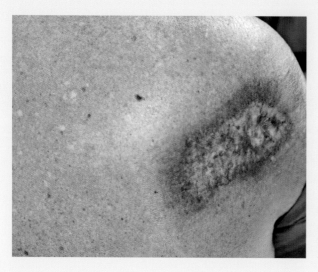

C:
80代男性．20年以上前に心臓カテーテル検査を受けた．約10年前より右背部に紅斑が出現，外用薬で加療しても軽快せず．潰瘍形成している．

放射線治療による放射線皮膚炎とは

　放射線を照射することによる皮膚障害のことで(表1)，照射直後に起きる急性放射線皮膚炎と，時間をおいて発症する慢性放射線皮膚炎に分類される．

どんなときに起こるか

　がんの治療として放射線照射が行われた場合に起こることが多いが，近年は循環器科で行うカテーテル検査，画像診断的介入治療(IVR)に伴う放射線皮膚炎が増加している．

2
皮膚症状の緊急度がわかる！

治療法

　急性放射線皮膚炎の治療は熱傷に準じて行う．皮膚に火照りやひりひり感を感じた場合は冷やす．紅斑にはステロイド軟膏を塗布する．皮膚剥離やびらんを形成した場合はステロイド軟膏を塗布し被覆材を併用する．

ナースはここに注意する！

　慢性放射線皮膚炎は治療後しばらくたってから症状が出る場合があり，長時間の経過で皮膚がんを生じることもある．

（岩澤うつぎ）

表1　放射線治療による皮膚障害

時期	線量	症状
照射開始後2〜3週	20〜30Gy	第1度皮膚炎 赤み・脱毛・皮膚乾燥 ⇒治療後2〜3か月で回復
照射開始後3.5〜4.5週	35〜45Gy	第2度皮膚炎 著明な赤み・腫れ・痛み ⇒色素沈着・皮膚の乾燥状態が残る．徐々に正常皮膚に回復
照射開始後5〜6週	50〜60Gy	第3度皮膚炎 水疱・びらん・易出血 ⇒皮膚の萎縮・色素沈着・永久的脱毛・毛細血管の拡張・皮下硬結などが残る
	耐容線量以上の照射	第4度皮膚炎 回復不可能な皮膚潰瘍・壊死(皮膚の欠損) ⇒外科的切除・皮膚移植が必要

引用・参考文献
　1) 国立研究開発法人国立がん研究センターがん対策情報センター：がん情報サービス．
　　 https://ganjoho.jp/public/index.html (2020年2月20日閲覧)

IVR：interventional radiology，画像診断的介入治療

分子標的薬による
爪囲炎

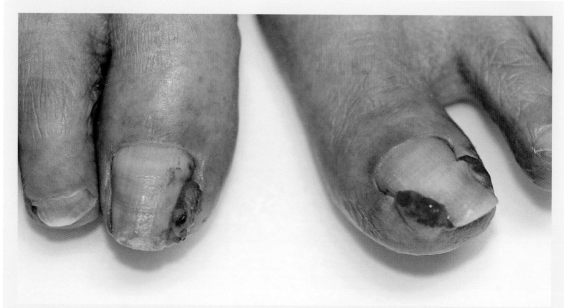

70代女性. 肺がんの治療としてゲフィチニブ（イレッサ®）を内服した. 左右母趾爪甲に爪囲炎が出現. 肉芽部は難治性である.

分子標的薬による爪囲炎とは

　分子標的薬とは，がん細胞に特徴的に発現しているタンパク質分子を標的とし，これらの作用を阻害することで，がん細胞の増殖を抑制する抗がん薬である.

　これまでの抗がん薬と異なる点は，標的となる分子が明確になっていることで，がん細胞を選択的に攻撃する点である. 副作用も少ないと期待されていたが，標的分子はがん細胞に多く発現しているものの，正常細胞にも一部存在し，従来型の抗がん薬とは異なる副作用もみられる.

　主な副作用はざ瘡様皮膚炎，脂漏性皮膚炎，皮膚乾燥，爪囲炎，手足症候群などである.

ざ瘡様皮膚炎

頭部，顔面，前胸部，大腿などの毛孔に一致した紅色の丘疹と膿疱が出現する.

脂漏性皮膚炎

主として成人の頭部，顔面，腋窩，胸部，背部正中部など，脂漏部位に左右対称性に生じる湿疹. 軽度の瘙痒を伴う. 鱗屑と紅斑が主体で，小水疱や滲出液をみることはない.

どんなときに起こるか

爪囲炎は上皮成長因子受容体(EGFR)関連阻害薬(表1)を使用した場合に起きやすい．EGFRは皮膚，毛包，爪の増殖や分化に関与している細胞であり，表皮基底細胞，脂腺細胞，エクリン汗腺，爪母細胞などに存在している．

治療すると活性化EGFRが著しく減少するため角化異常をきたし，毛包炎や皮膚の乾燥，皮膚炎が起こる．さらに爪母細胞の分化異常が起き，爪甲の菲薄化(薄くなること)，易刺激性により爪囲炎を引き起こす．爪囲炎は肉芽形成し陥入爪になりやすい．

治療法

爪囲炎はテーピング，ステロイド外用薬で加療する．感染を起こした場合はミノマイシン®内服も併用する．皮膚科にコンサルトする．

ナースはここに注意する！

皮膚症状が出るということは薬が効いているということなので，治療を中止するのではなく皮膚症状をコントロールしながら継続することが大切である．

（岩澤うつぎ）

陥入爪

爪甲の側縁が側爪郭に食い込んだ状態．感染を起こして2次的に肉芽を形成すると，歩行時に疼痛を伴う．

2 皮膚症状の緊急度がわかる！

表1 主なEGFR阻害薬

薬品名	商品名	適応疾患
ゲフィチニブ	イレッサ®	非小細胞肺がん
エルロチニブ	タルセバ®	非小細胞肺がん，膵がん
セツキシマブ	アービタックス®	大腸がん，頭頸部がん
パニツムマブ	ベクティビックス®	大腸がん
ラパチニブ	タイケルブ®	乳がん

引用・参考文献
1) 三重大学医学部皮膚科ホームページ：分子標的薬皮膚障害対策マニュアル2011.
https://www.hosp.mie-u.ac.jp/dermatology/documents/rashmanual1.pdf（2020年2月20日閲覧）
2) 山﨑直也：がん薬物療法に伴う皮膚症状の診かた・治し方．第8回浜松オンコロジーフォーラム，2011.
https://www.ganjoho.org/knowledge/hof/hof_8th_Dr.Yamazaki.pdf（2020年2月20日閲覧）

EGFR：epidermal growth factor receptor，上皮成長因子受容体

造影剤アレルギー

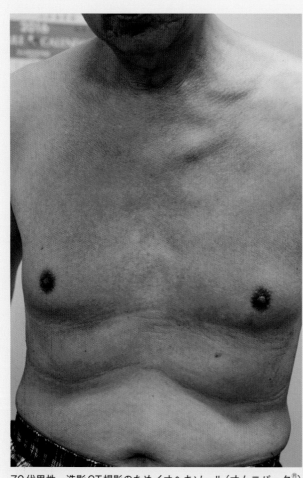

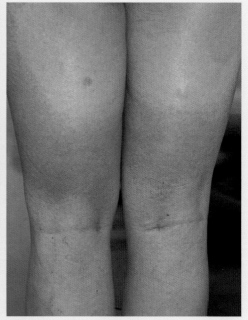

70代男性．造影CT撮影のためイオヘキソール（オムニパーク®）を使用した．検査は11時頃であったが，夜になってから全身にかゆみを伴う紅斑が出現した．

造影剤アレルギーとは

　CTやMRIの検査で造影剤を使用した際に，さまざまな症状が出現することがある．なかでも，ヨード造影剤のアレルギーが多い．

どんなときに起こるか

　ヨード造影剤を使用した場合に起こることが多い．ヨード造影剤は，CT検査，血管造影検査，尿路造影検査などで使用される．水溶性と油性に分かれ，水溶性のなかでもイオン系造影剤，非イオン系造影剤に分かれる（**表1**）．

　ヨード造影剤の副作用は，造影剤の注入直後から始まる急性副作用と，造影剤注入後しばらく時間が経ってから発生する遅発性副作用とがある．さらに，その症状も軽度と重度に分けられる．

　軽度の症状は悪心，嘔吐，じんましん，発疹であり，重度の症状は血圧低下，呼吸困難，腎機能低下，意識消失，心停止など．アナフィラキシーショックのような症状を起こすこともある．

治療法

　急性副作用が起こったら，起こった時点で造影剤の使用を中止する．血管確保し，重度の症状の場合はアナフィラキシーショックの対応に準じる．

　軽度の症状で皮疹が出た場合は，皮膚科にコンサルトする．

ナースはここに注意する！

　遅発性副作用の場合は，造影剤使用後数日してから症状が出現することもあるので，患者にも数日間は注意深く観察するように説明する．

（岩澤うつぎ）

ヨード造影剤

CT，血管造影，X線TV検査で多く用いられている．副作用として，ヨード過敏症があり，軽度では，嘔気，嘔吐，かゆみ，じんましんなど，重度では，血圧低下，ショック，心停止，呼吸困難などを生じる．

2　皮膚症状の緊急度がわかる！

表1　水溶性ヨード造影剤の種類と用途

イオン系	X線CT，血管造影，尿路造影，硬膜外腔造影，関節腔造影
非イオン系	X線CT，尿路血管造影，脊髄造影，関節腔造影，子宮卵管造影

DICの紫斑
（播種性血管内凝固症候群：DIC）

見つけたら…
緊急対応

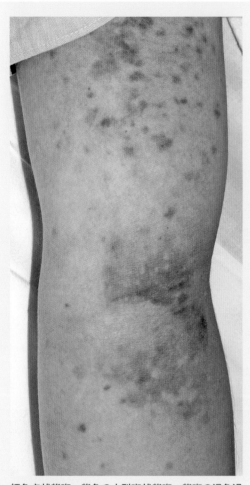

紅色点状紫斑, 紫色の大型斑状紫斑, 紫斑の退色過程で黄色に見える部分などが混在している.

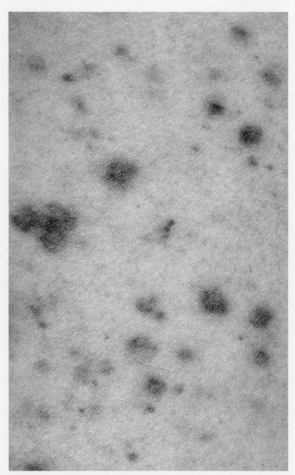

鮮紅色の点状紫斑と赤紫色の斑状紫斑が混在して認められる.

播種性血管内凝固症候群（DIC）とは

1）症状

　全身微小血管に血栓が多発した結果, 全身臓器の虚血による機能不全が起こり, 血栓形成によって血小板や凝固因子が消費されることにより減少し, 線維素溶解反応の活性化によって出血傾向が出現する症候群である.

DIC：disseminated intravascular coagulation, 播種性血管内凝固症候群

皮膚に現れる症状は，血小板減少に伴う小紫斑と凝固因子低下に伴う大型の紫斑や筋肉内出血などの深部出血である．鼻出血や頭蓋内出血も出現する場合がある．血栓による虚血症状は，中枢神経系では昏睡や麻痺，腎臓では乏尿や無尿などが現れる．

基礎疾患，誘因，種々の検査所見を総合して診断するが，旧厚生省DIC診断基準が最も頻用されている（**表1**）．鑑別すべき疾患として，血栓性血小板減少性紫斑病や溶血性尿毒症症候群などがある．

2）ふつうの紫斑との違い

紫斑は，真皮から皮下脂肪織における出血を皮膚表面から見たものであるが，真皮浅層の出血は点状で鮮紅色に，真皮深層から皮下脂肪織の出血は斑状で赤紫色に見える．また，紫斑は褐色から黄色へと変化しながら消褪する．

DICの紫斑に特異的なものはないが，大小の紫斑が混在している場合は，血小板減少と凝固因子低下の両者の存在を疑うことが，早期診断に結びつくかもしれない．

どんなときに起こるか

敗血症，急性白血病，固形がんに合併することが多い．そのほかに外傷，熱傷，手術，羊水塞栓や常位胎盤早期剥離などでも注意が必要である．

血栓性血小板減少性紫斑病

①溶血性貧血，②血小板減少性紫斑病，③精神神経症状，④腎機能障害，⑤発熱の5徴を特徴とする症候群．まれな疾患であるが，病態の進行はきわめて急速で，治療が遅れると不可逆的な器質障害を残し予後がきわめて不良であるので，早期診断，早期治療が必須である．

溶血性尿毒症症候群

前駆症状としての出血性腸炎に引き続いて溶血性貧血，血小板減少とともに急性腎不全の発症をみる症候群で，小児に多い．血栓性血小板減少性紫斑病とは全身諸臓器への拡がりの差と考えられ，共通の基本病変は血栓性微小血管症と考えられている．

プロトロンビン時間

被検血漿に組織トロンボプラスチンとカルシウムの混合液を加えて凝固時間を測定し，プロトロンビン（第Ⅱ因子），第Ⅴ・Ⅶ・Ⅹ因子などの外因系凝固因子，およびフィブリノゲン（第Ⅰ因子）の欠乏状態を検査する方法により，凝固するまでの時間を秒で表す．

表1　DIC診断基準（1988年旧厚生省DIC研究班）

基礎疾患		有：1点
臨床症状		出血症状：1点 臓器症状：1点
検査成績	血清FDP値 （$\mu g/mL$）	$40 \leqq$：3点 $20 \leqq\ <40$：2点 $10 \leqq\ <20$：1点
	血小板数 （$\times 10^3/\mu L$）	$50 \geqq$：3点 $80 \geqq\ >50$：2点 $120 \geqq\ >80$：1点
	血漿フィブリノゲン濃度 （mg/dL）	$100 \geqq$：2点 $150 \geqq\ \ >100$：1点
	プロトロンビン時間 時間比（正常対照値で割った値）	$1.67 \leqq$：2点 $1.25 \leqq\ <1.67$：1点
判定		7点以上　DIC 6点　　　DICの疑い 5点以下　DICの可能性少ない

青木延雄ほか：DIC診断基準の「診断のための補助的検査成績，所見」の項の改訂について．厚生省特定疾患血液凝固異常症調査研究班，昭和62年度研究報告書：37-41，1988．

治療法

　紫斑を見たら，血小板や凝固因子の異常がある可能性を考え，緊急採血を行う．

　基礎疾患に対する治療が最も重要である．急性白血病や固形がんに対する化学療法や敗血症に対する抗菌薬治療などである．

　対症療法として，ヘパリン類，アンチトロンビン濃縮製剤，タンパク質分解酵素阻害薬，遺伝子組み換えトロンボモジュリン製剤などを用いた抗凝固療法を行うが，血小板や凝固因子の著しい低下のため出血がみられる場合には新鮮凍結血漿や血小板の補充を行う．

ナースはここに注意する！

　重篤な病態であり，死亡率は20〜60％とされている．できるだけ早く診断し，軽症の段階で治療を開始することが重要である．

（井上卓也）

新鮮凍結血漿

採血後6時間以内に全血から遠心分離で得られた血漿を急速凍結し，−20℃以下で保存した血漿製剤．

引用・参考文献
1）坂田洋一：播種性血管内凝固症候群．内科学，第10版（矢崎義雄総編），朝倉書店，p.2042-2045，2013.
2）丸山征郎：播種性血管内凝固症候群．内科学書，改訂第8版（小川聡総編），中山書店，p.192-195，2013.
3）朝倉英策：播種性血管内凝固症候群．内科，114（2）：229-234，2014.

3 章

皮膚の色ごとの
特徴がわかる！

原理を知って対応に活かす
色でわかる皮膚の異変

赤，紫，白，黒など，皮膚の異変が生じると，それぞれ色が変化します．
本章のはじめに，まず，色の現れ方の基本をおさえましょう．

　皆さんは，ベッドサイドで受け持ちの患者のどこを
まず見ますか？　顔色ですか？　電子カルテの温度板
でしょうか？

　清拭するときに，昨日と違って皮膚が赤くなってい
たら，どうしますか？　患者は熱発しているのかもし
れません．もしかしたら，昨日から始まった点滴が合
わなかったのかもしれません．褥瘡のでき始めかもし
れません．

　皮膚の色は，皮膚疾患や感染症，薬疹などでさまざ
まな色に変化します．緊急を要する場合もありますし，
先天性の色の変化の場合もあります．

　本章ではさまざまな色になる皮膚疾患，皮膚の状態
を集めてみました．色の変化はすぐにわかるサインで
す．ちょっとした変化でも，皆さんで情報を共有し，
すばやく対応できるようにしましょう．

皮膚の色とその原理

赤色

◎赤い色になる皮膚疾患は，主に紅斑が多い．
◎紅斑は，真皮乳頭および乳頭下層の血管拡張のため
　に紅く見える．硝子圧法(ガラス板によって皮膚を圧
　迫し紅斑と紫斑を区別する検査)により色が消える．
◎湿疹や薬疹などでできる丘疹は，真皮の炎症性変化
　があるため紅色に見える．

◎さまざまな「赤い」皮膚病変の例を図1に示す．

紫色

◎紫色は紫斑としてみられる．
◎紫斑は，真皮内もしくは皮下組織での出血により紫
　に見える．硝子圧では消えない．

黒色

◎黒い色はメラニンの沈着による黒と，壊死や古い出
　血による黒に分かれる．
◎メラニンによる黒色は，メラニンが表皮内から真皮
　表皮接合部に沈着し黒く見える．母斑(ほくろ)や悪
　性黒色腫などの色である．
◎壊死による黒色は，血流が途絶することにより細胞
　が壊死に陥り黒くなる．壊死性筋膜炎やⅢ度熱傷，
　褥瘡，糖尿病性壊疽などでみられる．
◎出血が古くなってくると赤色から黒く見えることが
　ある．とくに爪甲下や角層の厚い踵が出血した場合，
　はじめは赤いが時間が経つと黒く見えるようになり，
　悪性黒色腫を心配して皮膚科を受診する人もいる．

白色

◎白色は白斑でよくみられるが，白斑はメラニンの減

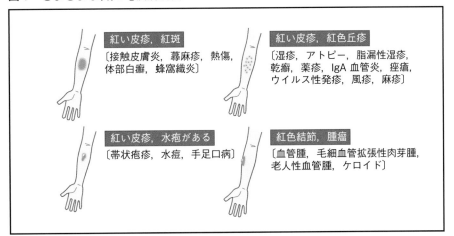

図1　さまざまな「赤い」皮膚病変

紅い皮疹，紅斑
〔接触皮膚炎，蕁麻疹，熱傷，体部白癬，蜂窩織炎〕

紅い皮疹，紅色丘疹
〔湿疹，アトピー，脂漏性湿疹，乾癬，薬疹，IgA血管炎，座瘡，ウイルス性発疹，風疹，麻疹〕

紅い皮疹，水疱がある
〔帯状疱疹，水痘，手足口病〕

紅色結節，腫瘤
〔血管腫，毛細血管拡張性肉芽腫，老人性血管腫，ケロイド〕

岩澤うつぎ：特集 今さら聞けない「皮膚病変の色の診かた」．J Visual Dermatol 18（7）：655，2019．より作成

少あるいは消失で白く見える．
◎水疱ができたときに水疱の中に膿がたまれば膿疱となり白色に見える．レイノー現象では皮膚の血流障害のため白色になる．
◎胼胝や鶏眼では慢性的な圧迫により過角化の状態になるため，角層が厚くなり白色に見える．
◎爪白癬は爪のケラチンに白癬菌が寄生するため肥厚してきて白く見える．
◎手足によくできる尋常性疣贅（ゆうぜい）は，いぼのウイルスが表皮の顆粒層で増殖し角化してくるため，白く見える．

黄色

◎皮膚もしくは粘膜が黄色に変化する場合は，種々の代謝物が皮膚や粘膜に沈着して黄色に見える．
◎たとえば，黄疸は血液中のビリルビンが高値になり皮膚や粘膜にたまってくると，黄色く見える．眼瞼黄色腫は，脂質を貪食した泡沫細胞が皮膚にたまることで黄色く見える．脂腺母斑は，頭皮の毛包脂腺系組織の増生のため黄色く見えるが，成長とともに毛包脂腺系細胞が増殖してくるため，表面も隆起してきて黄色がはっきりしてくる．

茶色

◎茶色はメラニンが表皮基底層から中層に沈着する場合に見える．
◎老人性色素斑や脂漏性角化症などで，脂漏性角化症

は細胞の表皮内増殖が起こり，そこでのメラニンの沈着の多い・少ないにより黒く見える場合もあれば，薄い茶色に見えることもある．

青色

◎青色は色素斑の中でメラニンが真皮の深層に沈着している場合である．
◎太田母斑や異所性蒙古斑は青色に見える．

＊

以上，いろいろな色の分類を説明しました．
　皮膚疾患の色は本当にさまざまです．同じ疾患でも時期によって色が変わってきます．
　しかし，色の変化はパターン化できます．たくさんの色の疾患がありますが，同じように出てきます．「こういう色のときはこの疾患」と何度か見ているうちにだんだんわかってくるでしょう．
　たとえば，
　病棟ナースAさん：「今日，入院してきた○○さんのおしりの赤いところ，△△さんのおしりと似ていますね？」
　後輩ナースBさん：「△△さんは，皮膚科で診察してもらって白癬だったらしいです」
　病棟ナースAさん：「じゃあ○○さんも白癬かな？研修医の先生に依頼状書いてもらいましょう」
　というようになるはずです．
　では，次のページから具体的なケースを見ていきましょう．　　　　　　　　　　　　　　（岩澤うつぎ）

③ 皮膚の色ごとの特徴がわかる！

赤色の皮膚を見たらこう考える・こう動く

アナフィラキシー

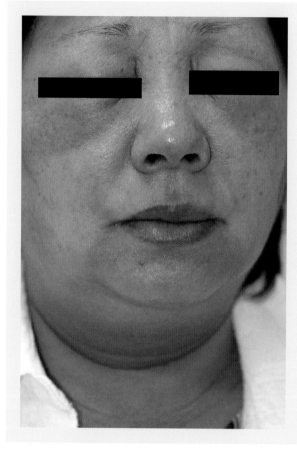

🔍 **色**をみる**ポイント**

- アナフィラキシーの多くは IgEが関与する免疫反応により発生する.
- 代表的な皮膚症状として, 全身の発疹, 瘙痒などとともに紅斑がみられる.

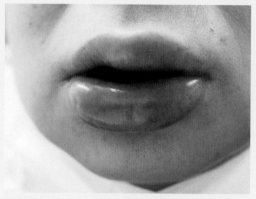

口唇の浮腫

全身の発疹, 紅斑浮腫などの皮膚症状がみられる.
顔面〜頸部に紅斑が存在し, 頬, 頸部に浮腫が目立つ.

＊アナフィラキシーの詳細はp.30〜31を参照

発見したらどう動くか

- 原則として立位でなく仰臥位にして下肢挙上させる. バイタルサインの確認を行う.
- 院内救急体制を利用して支援を要請する.
- アナフィラキシーを起こす可能性の高い患者には, アドレナリン自己注射薬であるエピペン®の携帯を勧める.

赤色の皮膚を見たらこう考える・こう動く

蜂窩織炎

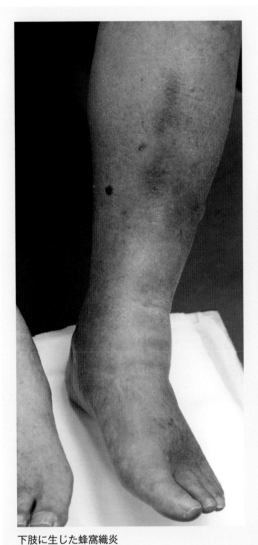

下肢に生じた蜂窩織炎

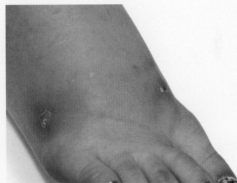

靴擦れが誘因となった蜂窩織炎

色をみるポイント

● ぼやっとした紅斑で，むくみが目立つ．熱感がある．
● 真皮から皮下脂肪組織に拡大する炎症である．

＊蜂窩織炎の詳細はp.60 ～ 61を参照

発見したらどう動くか

● まずは下肢挙上し，クーリングを行う．
● 採血を行い，炎症反応上昇の有無を確認する．
● 皮膚科，整形外科などにコンサルトを依頼する．
● 重症例は壊死性筋膜炎に移行することもあるので注意する．

炎症反応上昇

炎症は，物理的，化学的，生物学的など損傷を与える刺激に対する生体の防御反応であり，腫脹，発赤，熱感，疼痛を炎症の4主徴という．検査では，CRP値，白血球数が炎症の指標となる．

じんましん

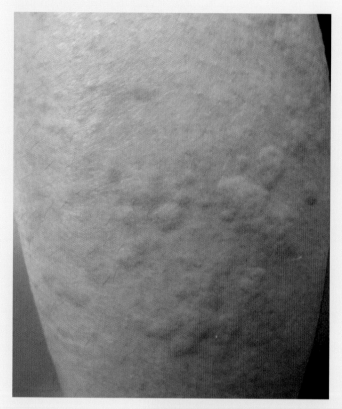

色をみるポイント

- 全体にぼやっとした赤みであるが，蚊に刺されたような部分は，境界がはっきりしている．
- アナフィラキシーショックへの移行に注意する．

蚊に刺されたような浮腫性の紅斑．
かゆみを伴う．

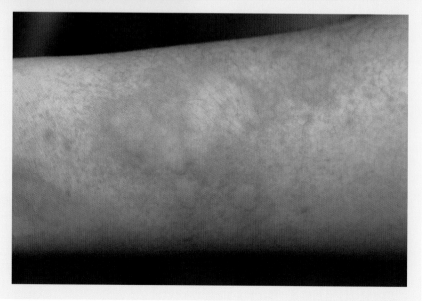

膨疹が広範囲にみられる．

じんましんとは

　かゆみを伴う皮疹(膨疹)が突然生じ，痕を残さず短時間で消褪する．

　発症後4週間以内でおさまれば急性じんましん，4週間以上続くと慢性じんましんと呼ばれている．

どんなときに起こるか

　原因がわからない特発性のじんましんがほとんどだが，魚介類を食べたり，薬剤の内服が誘因となり発症するじんましんもある．

　さらにわずかな摩擦を受けた部位に一致して膨疹が生じる機械性じんましんや寒冷刺激により生じる寒冷じんましん，日光に当たった部位に生じる日光じんましんなどがある．

治療法

　抗ヒスタミン薬の内服，クーリングなどで治療するが，重症例ではステロイドの内服療法を行うこともある．

発見したらどう動くか

- クーリングを行い，皮膚科の受診を勧める．
- 誘因の確認を行う．
- 呼吸苦症状などを合併し，アナフィラキシーショックへ移行することがあるので注意する．
- バイタルサインの確認を行う．

ヒスタミン

肥満細胞に存在する活性物質．末梢では免疫反応と胃酸分泌の作用を持ち，中枢ではヒスタミン系の神経の伝達物質として働く．ヒスタミンが過剰になると血管拡張から血圧低下を起こし，アナフィラキシーショックにつながる．

アナフィラキシーショック

アナフィラキシーに血圧低下や意識障害を伴う場合をアナフィラキシーショックという．抗原抗体反応による即時型のアレルギー反応である．

③ 皮膚の色ごとの特徴がわかる！

One Point

じんましんの病態に関与する因子

　じんましんの直接的誘因には，①外来抗原，②物理的刺激，③発汗刺激，④食物：食物抗原，食品中のヒスタミン，仮性アレルゲン(豚肉，タケノコ，もち，香辛料など)，食品添加物(防腐剤，人工色素)，サリチル酸，⑤薬剤(抗原，造影剤，NSAIDs，防腐剤，コハク酸エステル，バンコマイシン)，などがある．

　背景因子には，①感作(特異的IgE)，②感染，③疲労・ストレス，④食物，⑤薬剤：アスピリン，NSAIDs，アンジオテンシン変換酵素(ACE)阻害薬，⑥IgE または高親和性IgE受容体に対する自己抗体，⑦基礎疾患：膠原病および類縁疾患(SLE，シェーグレン症候群など)，造血系疾患，血清病，その他の内臓病変，などがある．

(日本皮膚科学会．蕁麻疹診療ガイドライン．日皮会誌，121: 1340，2011．表1蕁麻疹の病態に関与する因子 より作成)

接触皮膚炎
（いわゆる"かぶれ"）

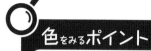

色をみるポイント

- いわゆる"かぶれ"である.
- 原因物質が触れた部位に一致して境界がはっきりした赤みが特徴である.

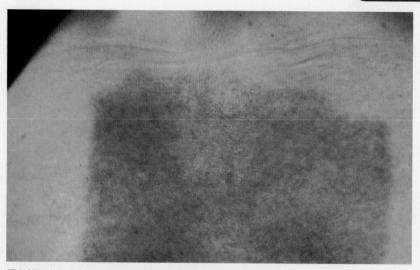

湿布剤によるかぶれ. 湿布が当たった部位に一致して赤くなる.

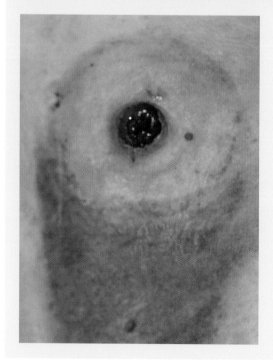

ストーマのパウチによるかぶれ

接触皮膚炎とは

外界物質の刺激で起こる.

接触した部位に一致して発赤や水疱などの湿疹反応を起こす.

原因物質により, 毒性によって誰にでも生じうる刺激性接触皮膚炎と, アレルギー機序により感作されてできるアレルギー性接触皮膚炎に分類される. 接触皮膚炎の部位と主な接触源を**表1**に示す.

どんなときに起こるか

刺激性接触皮膚炎の原因となるものはさまざまあるが, 貼布剤, テープ, 心電図モニターのシール, ストーマのパウチなどが原因として挙げられる.

治療法

原因物質を取り除く.

治療は湿疹に準じる. ステロイド外用剤, かゆみ止めの内服などである.

発見したらどう動くか

- 原因物質を除去する.
- 同じものを使わないように周知する.

皮膚炎とは

皮膚炎は, 湿疹と同義で, 皮膚上部層の炎症をいう. 紅斑, 丘疹, 小水疱, 膿疱, びらん, 痂皮, 落屑などの総称であり, これらの形態の経過を図示したものが, 湿疹三角である.

湿疹の症状：湿疹三角

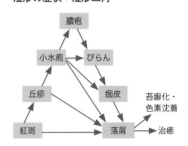

3 皮膚の色ごとの特徴がわかる！

表1　接触皮膚炎の部位と主な接触源

部位	主な接触源	部位	主な接触源
被髪頭部	ヘアダイ, シャンプー, 育毛剤, ヘアピン	腋窩	デオドラント, 香水
顔面	化粧品, 外用薬, 空気伝搬性アレルゲン, 花粉, サンスクリーン剤, めがね	体幹	下着, ゴム, ベルトバックル, 柔軟仕上げ剤
眼周囲	点眼薬, 眼軟膏, 手に付着したマニキュアなどの物質, 頭部・顔面に付着した物質, 化粧品	外陰部	コンドーム, 外用薬, 避妊用薬品
口唇	化粧品, 食物	前腕	手袋で遮断できず前腕に曝露した物質, ブレスレット, 抗菌デスクマット
口周囲	食物	手	接触したすべてのもの（職業性のものが多い）
耳	ピアス, 頭部, 毛髪に使用したもの, 補聴器	大腿	切削油, 硬貨, 鍵
頸部	ネックレス, ペンダント, 聴診器, 空気伝搬性アレルゲン	下腿	消毒液, 外用薬
		足	靴下のゴム, 靴の接着剤, 抗真菌外用薬

日本皮膚科学会接触皮膚炎診療ガイドライン委員会：接触皮膚炎診療ガイドライン. 日皮会誌, 119 (9)：1757-1793, 2009. 表6 部位とおもな接触源より抜粋

帯状疱疹

- 水痘・帯状疱疹ウイルスの潜伏感染で発症する.
- 境界不明瞭な紅斑の上に水疱ができる.
- はじめは鮮やかな赤色を呈する.

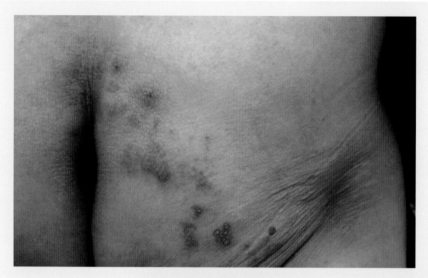

臀部の帯状疱疹. はじめは紅斑ができ, 紅斑の上に水疱が出てくる.

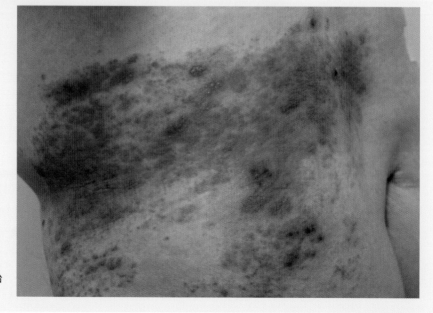

腰部から腹部の帯状疱疹. 一部かさぶたになり, 治りかけている.

帯状疱疹とは

以前に罹患した水痘（みずぼうそう）が神経節に潜伏しており，そのウイルスが再活性化することによって発症する．

原因ウイルスは水痘と同じ水痘・帯状疱疹ウイルスである．神経節に沿って痛みが先行し，片側性に皮疹が出現する．

どんなときに起こるか

疲れていたり，睡眠不足が続いたりして免疫力が低下している場合や高齢者や手術後の患者，HIV患者の日和見感染として生じる．

治療法（表1）

抗ウイルス薬の内服か，点滴で治療する．

抗ウイルス薬の内服薬は1日3回のものが主流だが，2017年には1日1回の内服薬も発売された．

皮疹が治癒しても神経痛が残ることが多いので，早期から痛みの治療をしっかり行う．

発見したらどう動くか

- 皮膚科に診察を依頼する．
- 汎発疹がないか確認する．

帯状疱疹とラムゼイ・ハント症候群

帯状疱疹ウイルスの感染により，耳介とその周辺，外耳道に水疱などを生じ，耳痛，顔面神経麻痺，難聴，耳鳴，眩暈などをきたした状態をラムゼイ・ハント症候群（下写真）という．

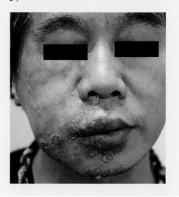

帯状疱疹の生活指導

- 安静を保つ：疲労やストレスは，免疫力低下の原因となるので，十分な睡眠と栄養，精神的・肉体的な安静を心がける．
- 患部を冷やさない：患部が冷えると痛みが増強するので，患部は温めて血行をよくする．
- 水疱を破らない：水疱が破れると，細菌感染が起こりやすくなる．また，水疱の内溶液が感染源として水痘原因になる場合があるので，小児，高齢者，妊婦に配慮する．

3 皮膚の色ごとの特徴がわかる！

表1　帯状疱疹の治療薬

分類	作用	代表的な薬剤
抗ウイルス薬	ウイルスの増殖を抑える	アシクロビル（アシクロビル注，ゾビラックス®錠） バラシクロビル（バルトレックス®錠） ファムシクロビル（ファムビル®錠） アメナメビル（アメナリーフ®錠） ビダラビン（ビダラビン軟膏）など
消炎鎮痛薬	急性期疼痛をコントロールする	アセトアミノフェン（カロナール®錠・細粒・シロップ） ロキソプロフェン（ロキソプロフェン錠）など
ビタミンB₁₂製剤	神経痛を緩和する	メコバラミン（メチコバール®錠）など
神経障害性疼痛治療薬	神経の過剰興奮を抑え，鎮痛作用を示す	プレガバリン（リリカ®カプセル・OD錠）

HIV：human immunodeficiency virus，ヒト免疫不全ウイルス

炎症性粉瘤

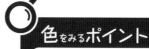

色をみるポイント

- 皮膚科でみられることの多い良性腫瘤である.
- 腫瘤のまわりが赤くなる.
- ぶよぶよした感触がある.

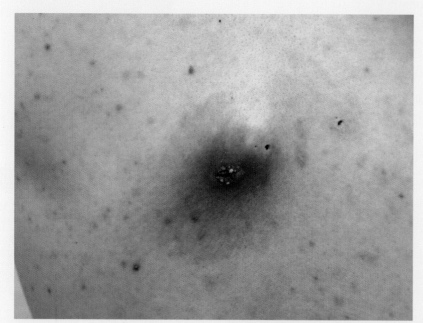

炎症性粉瘤で，中央に膿の排出がある.

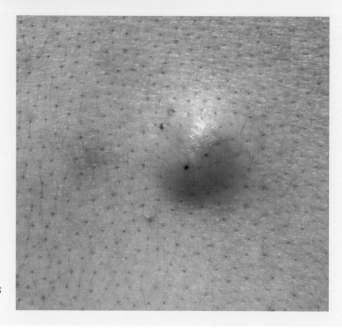

炎症が起きていない粉瘤.
皮膚の下に嚢腫ができ，嚢腫の中に粥状物が貯まる.

炎症性粉瘤とは

粉瘤が2次感染を起こした状態である.

粉瘤は皮膚科で最も遭遇する頻度の高い皮膚の良性腫瘍である. 皮膚の下に嚢腫ができ, 嚢腫の中に粥状物が貯まり大きくなる.

どんなときに起こるか

もともと粉瘤自体は痛みなどの自覚症状はないが, 隆起してきた粉瘤が擦れたり, 夏に汗をかき, 毛穴が感染したりして腫れてくる.

治療法

抗菌薬の内服で炎症を抑える.

切開して排膿する. 排膿後は内腔を洗浄しガーゼを詰める.

排膿が出なくなるまで連日で処置を行う.

炎症が落ち着いてから嚢腫の摘出術を行う.

発見したらどう動くか

- 皮膚科, 形成外科, 外科に診察・処置を依頼する.
- 糖尿病患者では炎症がひどくなることがあるので, 既往歴や合併症を確認しておく.

嚢腫

腺組織に生じた腫瘍によって, 腺管の出口がふさがれて袋のようになり, 中に多量の液体が貯まったもの(下写真).

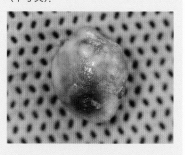

抗菌薬

特定の細菌を攻撃する薬物の総称. 微生物の産生物に由来する抗生物質と, 人工的に合成された合成抗菌薬に分類される.

切開排膿

病巣部をメスで切開し, 貯まった膿を排出する処置.

③ 皮膚の色ごとの特徴がわかる!

115

日光皮膚炎

色をみるポイント

- 日に当たった部位が均一に赤い.
- 日に当たらなかった部分との境界がはっきりしている.
- 熱感がある.
- 熱傷同様の治療が必要である.

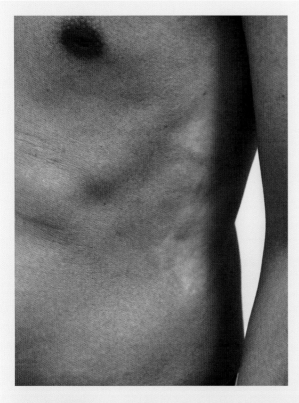

海水浴中に昼寝をしてしまった. 左側胸部(上写真)は, 左腕が当たっていたため日焼けしていない.

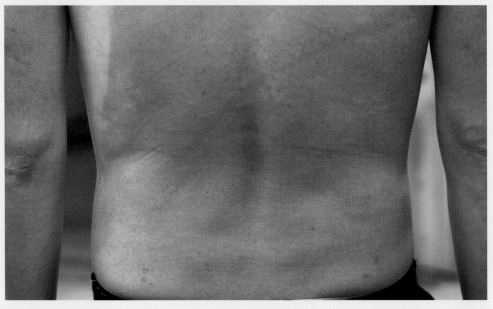

日光皮膚炎とは

いわゆる"日焼け"である．過度の日光曝露により紅斑，水疱を形成する．皮膚の症状はやけどと同じようなものになる．

どんなときに起こるか

海水浴場などで，2～3時間，昼寝をしてしまったり，日焼けをしようと思い意識して日焼け止めを使用せずに屋外で活動したりした場合に生じる．

治療法

熱傷の治療と同様にクーリング，ステロイド外用薬を使用する．ステロイド外用剤は，軟膏では塗布時に痛みが生じるためスプレータイプのものを使用する．

広範囲の場合は浮腫，悪寒，発熱などを伴うこともある．その場合は，ステロイドの内服も併用する．

発見したらどう動くか

- クーリングを行う．
- 医療機関の受診を勧める．

太陽光線の種類と皮膚への到達度（表1） One Point

太陽光線は，波長の違いから，紫外線（UV：波長400nm以下），可視光線（波長400～800nm），赤外線（IR：波長800nm以上）の3つに分類される．

紫外線は，さらに
UVA（320～400nm），
UVB（290～320nm），
UVC（290nm以下）
に分けられる．

太陽から照射された光は，オゾン層などの大気圏で，波長が短いUVCなど一部が吸収されるので，地上には可視光線，UVA・UVB，赤外線が到達する．

太陽光線は，皮膚の角層で5～10％が反射され，皮膚を透過した光線はメラニン色素で散乱・吸収された後，細胞の核に吸収され，一部が真皮に到達する．

③ 皮膚の色ごとの特徴がわかる！

表1　太陽光線の種類と特徴

可視光線		波長の短い紫色から波長の長い赤い色まで，7色ある．
赤外線		波長が赤より長い光．皮膚の奥深くまで入り，皮下組織まで到達する．
紫外線		波長が紫より短い光である．
	UVA	波長が長く，光エネルギーは弱い．透過性が高く，窓ガラスや雲なども通す．長い期間浴びると皮膚の老化が起こる．
	UVB	中波長，光エネルギーが強い．透過性は低いが，皮膚へのダメージは大きい．日焼けを起こしたり，皮膚がんの原因となる．
	UVC	短波長，光エネルギーがとても強い．オゾン層破壊により地表にも届き始めているのが問題となっている．破壊力が大きく，殺人光線ともいわれる．

117

成人水痘

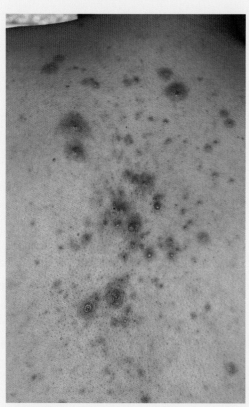

全身に直径3〜5mm程度の丘疹(盛り上がった紅い発疹)が出現する.

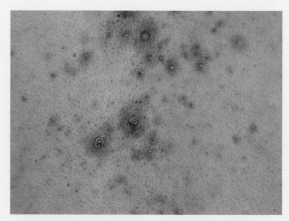

丘疹は, 水疱→膿疱→痂皮となって治癒に至る(図1).

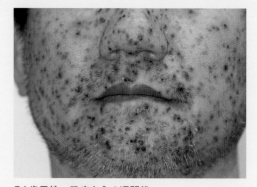

54歳男性, 発症から1週間後.

118

成人水痘とは

　水痘，いわゆる「みずぼうそう」は，水痘・帯状疱疹ウイルス（VZV）の初感染で起こるが，1～6歳までの小児に多い．しかし，近年では成人例が増加している．

　成人例は，肺炎の合併など重症化する傾向がある（水痘肺炎）．

　妊娠20週までの妊婦がかかると，先天性水痘症候群（CVS）を発症する可能性がある．

どんなときに起こるか

　以前に予防接種を受けている人でも，効果が薄れて水痘にかかることがある．がん患者やHIV感染症，血液疾患の患者で免疫力が低下しているときに，日和見感染として発症することがある．

治療法

　アシクロビルやバラシクロビルなどの抗ウイルス薬を使用する．

　水痘は空気感染するため，隔離が必要である．すべての水疱が痂皮化（かさぶた）になったら，隔離解除できる．

発見したらどう動くか

- 水痘の既往，予防接種の有無を確認する．
- 隔離を行い，皮膚科の診察を勧める．
- 接触した医療従事者，同室患者の抗体の有無を確認する．

水痘・帯状疱疹ウイルス

ヒトヘルペスウイルスの一種．初感染で水痘，その後の感染では帯状疱疹を生じる．

水痘肺炎

水痘・帯状疱疹ウイルスの初感染や基礎疾患により発症した水痘の合併症で，免疫不全者や妊婦では重篤化する場合がある．

先天性水痘症候群

水痘・帯状疱疹ウイルスが胎盤を経由して胎児に感染し，胎児に奇形や全身性の感染症状を生ずる症候群．子宮内発育遅延，低体重出生，四肢形成不全，帯状疱疹に伴う皮膚瘢痕，小頭症，小眼球症や白内障および網脈絡膜炎ほか眼球の異常や発達障害などがみられる．

❸ 皮膚の色ごとの特徴がわかる！

図1　丘疹の治癒過程

丘疹（きゅうしん）	水疱（すいほう）	膿疱（のうほう）	痂皮（かひ）
触診で触れる隆起性で限局性の病変で，直径1cm未満のものをいう．	内部が滲出液で満たされ，限局性の隆起となる．	滲出液が膿性になる．	水疱，膿疱が破れ，滲出液が乾燥・凝固する．いわゆる"かさぶた"．

VZV：varicella-zoster virus，水痘・帯状疱疹ウイルス
CVS：congenital varicella syndrome，先天性水痘症候群

脂漏性皮膚炎

色をみるポイント

- 皮脂の分泌が過剰な状態で発生する.
- 赤い丘疹, 紅斑が集まり, ぼやっとした赤み, 鱗屑も出る.

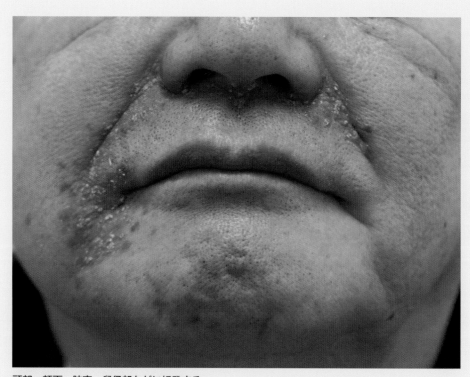

頭部, 顔面, 腋窩, 鼠径部などに好発する.

脂漏性皮膚炎とは

　湿疹皮膚炎の一病型である. 主に皮脂分泌が活発な部分に出現し, 紅斑, 鱗屑を生じる.

　好発部位は脂漏部位とよばれる, 頭部, 顔面, 腋窩, 鼠径部などである.

脂漏

皮脂漏ともいう. 皮脂腺の分泌が過剰な状態. 鼻や頭部にみられる油性脂漏と, 被髪頭部にみられる乾性脂漏(ふけ)の2型がある.

どんなときに起こるか

乳児期にできる乳児脂漏性皮膚炎と成人期にできる成人脂漏性皮膚炎がある.

成人の脂漏性皮膚炎は慢性で再発しやすく，頭部の鱗屑が多発するとふけ症として自覚されることが多い.

原因として皮膚に常在する菌の一種であるマラセチアが関与していることが知られている.

治療法

石鹸やシャンプーを用いて脂漏部位を清潔に保つ.

原因とされているマラセチアに対しては，抗真菌外用薬を使用する（表1）.

最近では，抗真菌薬入りの石鹸，シャンプーなども販売されている.

発見したらどう動くか

- 清潔を保つよう指導する.
- 皮膚科の受診を勧める.

マラセチア

皮膚に常在する真菌で，皮膚の抵抗力が低下すると増殖し，かゆみや炎症を引き起こす.

抗真菌外用薬の適応

湿疹（皮膚炎），皮膚真菌症，小児湿疹，脂漏性皮膚炎，白癬症，皮膚カンジダ症

【抗真菌外用薬使用上の注意】

- 外用薬は皮溝に沿って塗布する.

- 刺激性は，液剤＞クリーム剤＞軟膏の順に弱くなる.びらんや亀裂のある面に塗布する場合は，軟膏基剤を使用する.

- 皮膚が乾燥しやすい冬には軟膏，高温多湿の夏はクリーム・ローションなど，季節による使い分けも必要となる.

- 塗布は，入浴後15分以内に行う.

表1 抗真菌外用薬の種類

系統	一般名	商品名	適応
イミダゾール	ケトコナゾール	ニゾラール®クリーム・ローション	白癬，カンジダ症，癜風，脂漏性皮膚炎
	ラノコナゾール	アスタット®クリーム・外用液・軟膏	
	ルリコナゾール	ルリコン®クリーム・外用液・軟膏 ルコナック®外用液	
	ネチコナゾール塩酸塩	アトラント®クリーム・外用液・軟膏	
	ビホナゾール	マイコスポール®クリーム・外用液	
トリアゾール	エフィナコナゾール	クレナフィン®外用液	爪白癬
チオカルバミン酸	リラナフタート	ゼフナート®クリーム・外用液	白癬，癜風
ベンジルアミン	ブテナフィン塩酸塩	ボレー®クリーム・外用液・スプレー メンタックス®クリーム・外用液・スプレー	白癬，癜風
アリルアミン	テルビナフィン塩酸塩	テルビナフィンクリーム	白癬，カンジダ症，癜風
モリホミン	アモロルフィン塩酸塩	ペキロン®クリーム	白癬，カンジダ症，癜風

3 皮膚の色ごとの特徴がわかる！

体部白癬
(いわゆる"たむし")

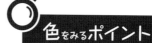

色をみるポイント

- 境界がくっきりしており，真ん中にいくほど色が薄くなる．
- 辺縁が盛り上がってみえる．

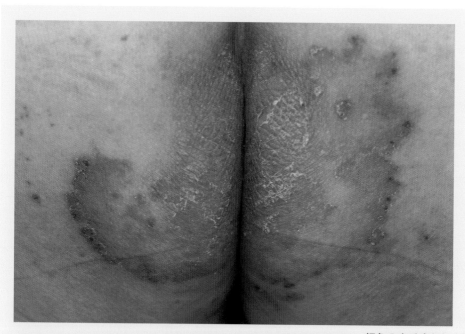

紅色の小丘疹として発症し外側に拡大していく．

まわりとの境界がはっきりしており，周囲が盛り上がって堤防のように見える．

体部白癬とは

足にできる水虫と同じ白癬菌が皮膚に寄生してできる.

かゆみを伴うことがある.

体幹や手足に紅色小丘疹として発症し，外側に拡大していく.

まわりとの境界がはっきりしており，周囲が盛り上がって堤防のように見えることが特徴である.

どんなときに起こるか

汗をかいて，蒸れるような状態で発症しやすい.

入院患者では，寝たきりの高齢者，おむつを装着している場合などに起こる.

治療法

確定診断は表面の鱗屑（p.147参照）や水疱部を顕微鏡で検査し，白癬菌を確認する.

抗真菌薬の外用，内服などで治療する.

発見したらどう動くか

- 清潔を保持する.
- 石鹸による洗浄を行う.
- 消毒はかえってかぶれる可能性があるので行わない.

白癬菌

菌糸という管状の細胞から構成されている菌を総称して糸状菌という.白癬菌は，皮膚糸状菌の1つで，被髪頭部・手・足・股以外に生じる白癬菌感染症を体部白癬（たむし）という.

丘疹

直径5mm程度までの皮膚面から隆起したもの

3 皮膚の色ごとの特徴がわかる！

123

単純疱疹
（単純ヘルペス）

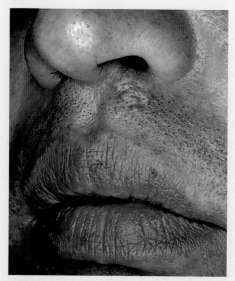

単純ヘルペス

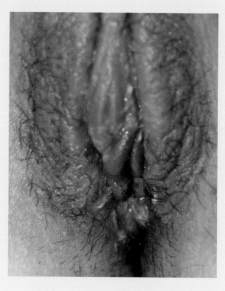

性器ヘルペス

色をみるポイント

- 鼻の下や口唇にできる小水疱である．
- 周囲には赤みがある．
- ぴりぴりした痛みがある．
- 痛みを伴う水疱が生じる．

単純疱疹とは

　皮膚に生じる単純ヘルペスウイルス（HSV）の総称で，単純ヘルペスウイルス1型（HSV-1）または2型（HSV-2）の初感染，または再活性化によるものである．

どんなときに起こるか

　HSV-1は口唇ヘルペス，ヘルペス性歯肉口内炎などを発症する．
　口唇ヘルペスは口唇とその周囲に赤みを伴った痛みのある水疱が数個できる．体調不良や免疫力が低下している場合には毎月症状が出るような場合もある．
　HSV-2は性器ヘルペスとして発症する．性行為で感染するSTD（性感染症）の一種である．
　男性では亀頭や包皮，女性では陰唇，会陰部に好発する．
　痛みを伴う．

治療法

　抗ウイルス薬の内服が主な治療法だが（表1），軽症の場合は抗ウイルス薬の外用でも改善することがある．

発見したらどう動くか

- 早期治療を行う．
- タオルなど直接触れるものは共用しないようにする．

ヘルペス

ヘルペス（疱疹）は，ヘルペスウイルスによる感染症であり，身体の一部に小水疱が生じる単純ヘルペスと，帯状に発赤や小水疱を生じて強い痛みをきたす帯状ヘルペスに分類される．

単純疱疹の感染防止

HSV-1は，主に唾液を介して飛沫または接触により口腔粘膜や性器に伝播する．
HSV-2は，産道感染するほか，主に性交渉時に性器の表面，感染した皮膚，体液との接触によって伝播する．院内感染予防は，標準予防策を基本とし，びらんが激しい場合や，発症者である母体から生まれた新生児の場合など必要に応じて接触予防策を追加する．

3 皮膚の色ごとの特徴がわかる！

表1　内服抗ウイルス薬の種類

商品名	一般名	適応
ゾビラックス®	アシクロビル	単純疱疹，造血幹細胞移植における単純ヘルペスウイルス感染症（単純疱疹）の発症抑制，帯状疱疹
バルトレックス®	バラシクロビル塩酸塩	単純疱疹，造血幹細胞移植における単純ヘルペスウイルス感染症（単純疱疹）の発症抑制，帯状疱疹　など
ファムビル®	ファムシクロビル	単純疱疹，帯状疱疹
アメナリーフ®	アメナメビル	帯状疱疹

HSV：herpes simplex virus，単純ヘルペスウイルス
STD：sexually transmitted diseases，性行為感染症

カンジダ性間擦疹

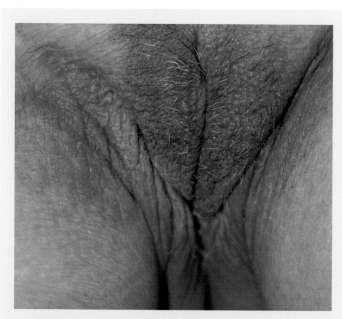

陰股部の皮疹

色をみるポイント

- カンジダによる感染症である.
- 紅斑，びらんを形成し，辺縁に小丘疹や膿疱を伴う.
- 体部白癬と似ているが，体部白癬よりは境界が不明瞭で，ぼやっとしている.

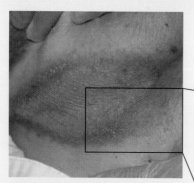

乳房下の皮疹．境界がややはっきりした紅斑の上に白い局面がある．辺縁には膿疱がある.

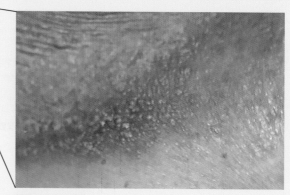

膿疱の拡大写真

カンジダ性間擦疹とは (表1)

　真菌の一種であるカンジダ属による皮膚や粘膜の感染症をカンジダ症という．カンジダ症の中で陰股部，腋窩，乳房下部などに生じる皮疹をカンジダ性間擦疹という．

　皮疹の特徴は紅斑，びらんを形成し，その辺縁に小丘疹や膿疱が散在することである．

どんなときに起こるか

　発汗による多湿や不潔が誘因となり，皮膚が擦れ合う部分に生じやすい．

　肥満体型の患者，とくに女性の乳房の下などは乳房の重みで乳房の下側と腹部の皮膚が接触し続けるために生じやすい．

　入院中の患者でおむつを着用している場合や，乳幼児のおむつ部分にも生じやすい．

治療法

　抗真菌薬の外用が第一選択だが，広範囲な場合や重症例では抗真菌薬の内服，点滴で加療することもある．

発見したらどう動くか

- 皮膚科にコンサルトを依頼する．検鏡または膿疱の培養で診断する．
- 入浴，洗浄など清潔に保つ．
- 乳房部では皮膚が接触しないように乳房と皮膚の間にガーゼやガーゼハンカチを挟むことも有効である．

間擦疹

語義は「間をこする」．発汗と摩擦によって，皮膚が擦れ合うところに生じる湿疹をいう．

びらん

ただれ．表皮基底層までの欠損で，水疱，膿疱などに続発する．あとに瘢痕を残さない．

表1　主な真菌感染症

疾患		原因菌	主な感染部位
表在性真菌症	表皮糸状菌症	表皮糸状菌	鼠径部，腋窩
	黄癬	シェーンライン白癬菌	頭髪周囲の表皮，爪
	白癬	ミクロスポルム属真菌	表皮の角質層，頭髪
		白癬菌	頭髪，ひげ，爪
	鵞口瘡，その他のカンジダ症	カンジダ・アルビカンス	舌，口，のど，腟，指間，爪
深在性真菌症	肺アスペルギルス症	アスペルギルス・フミガーツス	肺
	酵母菌症	ブラストミセス属真菌	皮膚，肺
	カンジダ症	カンジダ・アルビカンス	食道，肺，腹膜
	コクシジオイデス症	コクシジオイデス・イミチス	気道
	クリプトコッカス症	クリプトコッカス・ネオフォルマンス	髄膜，肺，骨，皮膚
	ヒストプラスマ症	ヒストプラスマ・カプスラーツム	肺

赤色の皮膚を見たらこう考える・こう動く

薬疹
（アレルギー性薬疹）

色をみる**ポイント**

- 薬疹は，薬剤投与後に生じる発疹である．
- かゆみのある紅斑で発症することが多い．

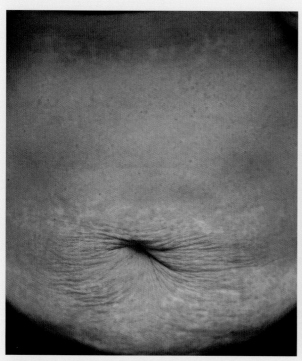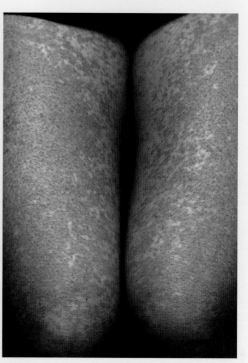

湿疹型薬疹．かゆみのある紅斑で発症することが多い．

＊薬疹の詳細はp.89〜91を参照

発見したらどう動くか

- 疑わしい薬剤は中止する．
- 皮膚科に相談する．
- 被疑薬は検査に使用する場合があるので保存しておく．

赤色の皮膚を見たらこう考える・こう動く

造影剤アレルギー

色をみるポイント

- 造影剤による中毒疹である.
- 悪心, 嘔吐, かゆみなどとともに, 紅斑も代表的な症状である.

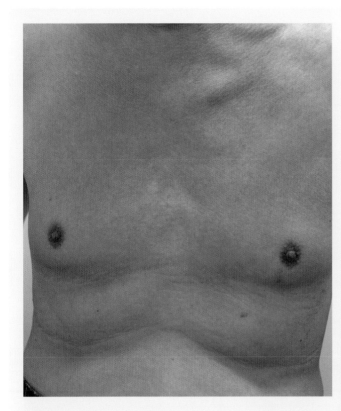

70代男性. 造影CT撮影のためイオヘキソール（オムニパーク®）を使用した. 検査は11時頃であったが, 夜になってから全身にかゆみを伴う紅斑が出現した.

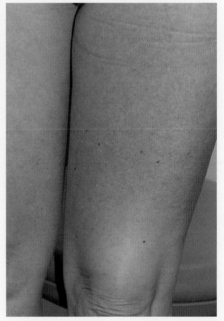

イオヘキソールによる検査後半日から紅斑が出現.

＊造影剤アレルギーの詳細はp.98 〜 99参照

発見したらどう動くか

- 急性副作用が起こった時点で造影剤使用を中止する.
- 血管確保し, 重症の場合はアナフィラキシーの治療に準ずる.
- 遅発性の場合は皮膚科を受診する.

凍瘡
（いわゆる"しもやけ"）

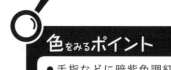

色をみるポイント

● 手指などに暗紫色調紅斑が
出現する.

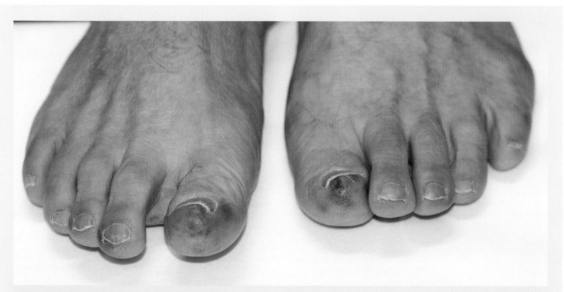

冷感を伴う暗紫色の紅斑が，左右対称に出現する.

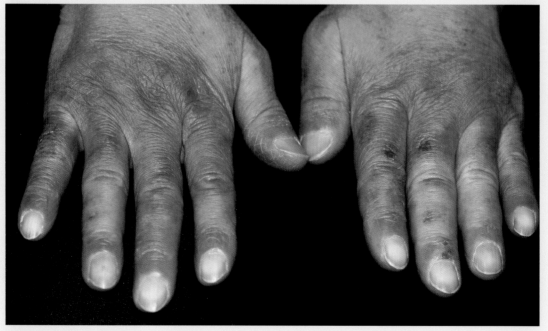

水疱ができ，破れて潰瘍となる場合もある.

凍瘡とは

冬に手指，足底，耳などの末梢に痛かゆく，むくみを伴う暗紫色調紅斑が，左右対称に出現する．

ひどくなると水疱ができ，破れて潰瘍となることもある．

どんなときに起こるか

小児にできやすいが，成人でも11月以降の冬季に繰り返しできる人もいる．

末梢循環障害のために生じる．末梢循環障害が起こりやすい，全身性強皮症のような膠原病患者の手指にみられることもある．

治療法

保温やマッサージを行う．また，ビタミンE内服や，外用療法を行うこともある．

通常，暖かくなると自然軽快する．

発見したらどう動くか

- 保温を指導する．
- 治療・保湿しても軽快しない場合は，膠原病の精査を勧める．

潰瘍

皮膚や粘膜の上皮組織の欠損が，真皮・皮下組織にまで及ぶもの．物理的，化学的，感染，循環障害などの原因で生じる．

全身性強皮症

全身の皮膚や内臓に線維化，硬化を生じる原因不明の疾患．皮膚症状には，皮膚硬化，爪上皮の黒い出血点，指先や関節背面の潰瘍，毛細血管拡張，皮膚の石灰沈着，色素異常などがある．

膠原病

血管周囲結合組織の膠原線維にフィブリノイド変性がみられる自己免疫疾患の総称．全身性エリテマトーデス，皮膚筋炎，関節リウマチなどをいう．

凍瘡と凍傷

凍瘡と凍傷は異なる．凍瘡（しもやけ）は日常的な冷えで生じるものをいい，冬山で遭難したときなど厳しい寒さに長時間さらされることで生じるものを凍傷という．

❸ 皮膚の色ごとの特徴がわかる！

131

コレステロール血栓塞栓症

色をみるポイント

● もやもやとした紫斑が足底，足趾支端に見える．
● 血管内カテーテル操作の普及で注目されている．

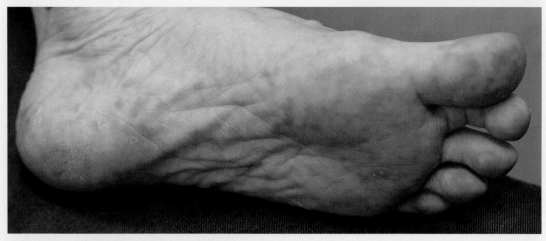

足底に出現した網状皮斑

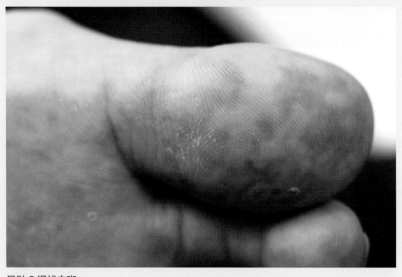

足趾の網状皮斑

コレステロール血栓塞栓症とは

何らかの誘因により大動脈内壁の粥状硬化物が崩れて，針状コレステリン結晶あるいはフィブリン微小血栓が飛んで，全身の末梢動脈を閉塞することによって生じる疾患である．

足趾や足縁にみられる網状皮斑（リベド）で，慢性の経過をたどり，壊疽に至ることもまれではない．

痛みを伴うことが多い．

どんなときに起こるか

血管内カテーテル操作や抗凝固療法，血栓溶解療法などで生じる．

近年の血管カテーテル検査および治療の普及により，その合併症としての重要性が注目されている．

治療法

確定診断は，網状皮斑部の皮膚生検で真皮内のコレステロール結晶を確認する．

治療法はまだ確立されたものはないが，プロスタグランジン製剤の使用やステロイド療法，LDL吸着療法などがある．

発見したらどう動くか

- 血管カテーテル検査後や心臓バイパス手術後，足趾に網状皮斑がないか確認する．
- 足趾先端や足裏に痛みを伴う皮疹を見つけたら皮膚科に診察を依頼する．

粥状硬化

粥腫とよばれる脂質（とくにコレステロール）が動脈壁に沈着する症状．

網状皮斑

皮膚に網目状の紅斑が生じた状態．皮膚の小動脈の内腔が粥状硬化により狭くなり，皮膚末梢の血液循環障害が起こるために生ずる．

プロスタグランジン製剤

プロスタグランジンは，ヒトの精液，子宮内膜，甲状腺などに分布する脂溶性・酸性物質で，血管拡張作用，血流増加作用，血管透過性増強作用などの生理活性をもつ．

LDL吸着療法

患者の血液中から，いわゆる悪玉コレステロールであるLDLコレステロールを吸着器を用いて取り除き，浄化した血液を再び患者に戻す治療法．

❸ 皮膚の色ごとの特徴がわかる！

LDL：low density lipoprotein，低比重リポタンパク

IgA血管炎
(ヘノッホ-シェーンライン紫斑病)

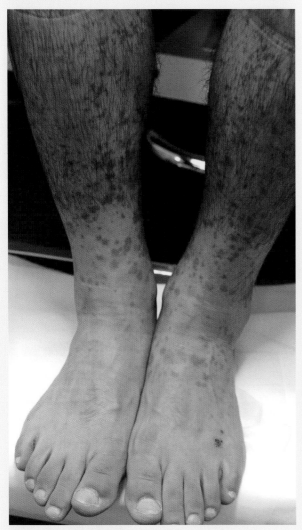

両下肢に紫斑が多発する.

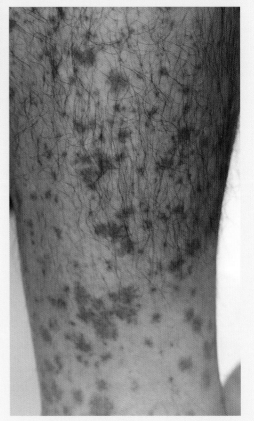

色をみるポイント

● 小さい紫斑が多発して存在する.
● 硝子圧で消えない.

IgA血管炎とは

以前はHenoch-Schönlein紫斑病（ヘノッホ・シェーンライン）とよばれていたが，2012年からIgA血管炎に病名が変更された．

両下肢に紫斑が多発して発症する．紫斑を触れると皮膚の下が硬く感じられる．

小児に多い疾患だが，成人に発症することもある．

どんなときに起こるか

ウイルスや細菌による何らかの感染で血液中にIgA抗体が増え血管炎を引き起こす．はっきりとした原因はまだわかっていない．

皮膚症状以外に腹痛などの腹部症状，関節痛，タンパク尿や尿潜血などの腎症状を合併する．増悪すると腎不全に至ることもある．

治療法

安静が第一である．血管強化薬や止血薬を用いる．
重症例では副腎皮質ステロイド薬の内服を併用する．

発見したらどう動くか

- 皮膚科に生検を依頼する．確定診断には皮膚生検で血管炎壁にIgAが沈着していることを確認する必要がある．
- 腹部症状，腎症状が合併している場合には内科に併診依頼．

IgA抗体

血液中に存在する抗体(免疫グロブリン)の1つ．IgAは，呼吸器，腸管などの粘膜や母乳などに多く含まれ，細菌やウイルスと結合してその侵入を防ぐ役割をもつ．感染などによってIgAが増えると，細小動脈〜毛細血管に炎症をきたし，紫斑，関節痛，腎炎，消化器症状などを生じる．

3 皮膚の色ごとの特徴がわかる！

斑の分類

One Point

斑とは，ある一定の大きさの限局性の病的変化で，皮膚の表面は盛り上がっておらず平坦なものをいう．
斑には，紅斑，紫斑，色素斑，白斑がある．

紅斑
毛細血管の拡張や充血が真皮内に起こり，紅色を呈する．

紫斑
赤血球が真皮内もしくは皮下組織に漏出した状態．

色素斑
メラニン色素が皮膚に沈着することにより生じる色調の変化．

白斑
メラニン色素の脱失や血管の収縮などで，皮膚が白色になったもの．

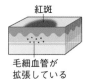

紅斑
毛細血管が拡張している

紫斑
赤血球が漏出している

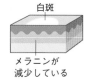

色素斑
メラニンの沈着

白斑
メラニンが減少している

清水宏：あたらしい皮膚科学 第3版．中山書店，p.64，2018．を参考に作成

IgA：immunoglobulin A type，免疫グロブリンA

紫色の皮膚を見たらこう考える・こう動く

老人性紫斑

色をみるポイント

- 皮下出血から生じる紫斑である.
- 大小不同の紫斑が主に四肢に急に出現する. 摩擦により表皮剥離が起こりやすい.

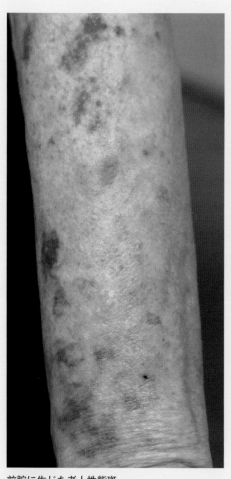 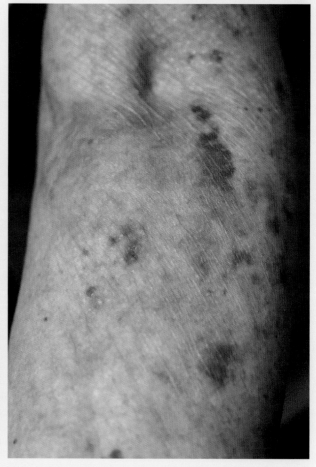

前腕に生じた老人性紫斑

老人性紫斑とは

　加齢の変化により血管支持組織が弱くなり，皮下出血を起こし，本人が自覚しない程度の刺激によっても容易に形成される紫斑のことである．紫斑を呈する疾患を**表1**に示す．

どんなときに起こるか

　高齢者の前腕から手背に好発する．本人が気づかない程度の打撲や前腕にカバンなどを提げていた部分，採血時に駆血帯の当たっていた部分などに生じやすい．
　高齢者で抗凝固薬を内服している場合はさらに生じやすくなる．

治療法

　紫斑は自然に消褪するので経過観察で問題ないが，もともとの皮膚が弱い場合は紫斑部分にびらんを形成することもある．
　ワセリンやゲンタマイシン軟膏などを塗布して非固着性ガーゼなどで保護する．

発見したらどう動くか

- びらんを形成すると2次感染を引き起こす可能性があるので，処置後，皮膚を保護する．
- 抗凝固薬の内服の有無を確認する．
- 外力による刺激を除去する．

血管支持組織

支持組織は体のさまざまな組織や器官の間を埋めて，それらを結びつけたり，支えたりしている組織．弾力線維の変性などによって血管を支持する組織が弱くなり，血管が破れやすい状態になって老人性紫斑が生じる．

抗凝固薬

血液凝固を阻害する薬物であり，凝血の原因となるフィブリン形成を抑制する作用をもつ．血栓防止，カテーテル閉塞防止，体外回路の維持などに用いられるが，出血しやすい，出血が止まりにくいといった副作用がある．

非固着性ガーゼ

皮膚に粘着しないように，粘着剤を用いずに非固着成分で皮膚に密着できるドレッシング材．

3 皮膚の色ごとの特徴がわかる！

表1　紫斑を呈する疾患

血小板性	特発性血小板減少性紫斑病(ITP)	血管炎性	アナフィラクトイド紫斑，結節性多発動脈炎
	症候性紫斑病 (SLE，白血病，DICによるもの)		皮膚アレルギー性血管炎，皮膚型結節性多発動脈炎
凝固因子性	血友病，肝不全，DIC	血中異常蛋白性	クリオグロブリン血症，原発性全身性アミロイドーシス
血管の破綻	老人性紫斑，ステロイド紫斑，単純性紫斑	血管内圧上昇	静脈瘤症候群

ITP：idiopathic thrombocytopenic purpura，特発性血小板減少性紫斑病　SLE：systemic lupus erythematosus，全身性エリテマトーデス
DIC：disseminated intravascular coagulation，播種性血管内凝固症候群

糖尿病性壊疽

🔍 **色をみるポイント**

● 壊死すると炭のように黒くなる.
● カチカチに硬くなる.
● 糖尿病のコントロール不良が前提となる.

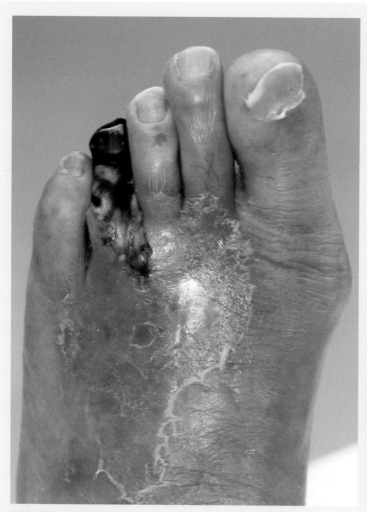

足趾に生じた糖尿病性壊疽

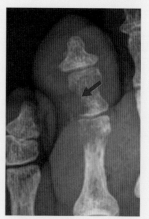

骨髄炎のため骨が溶けている（➡）.

糖尿病性壊疽とは

糖尿病による微小血管障害や神経障害により，足趾や足底，手背に生じる．

軽微な外傷をきっかけに2次感染，潰瘍化し広範囲な壊疽が生じて難治性になる．

どんなときに起こるか

コントロール不良な糖尿病患者，糖尿病の罹病期間が15年以上と長い患者に多い．

治療法

潰瘍であれば皮膚潰瘍の治療を開始するが，壊疽になってしまった場合は軟膏処置をしても効果がなく，足趾切断になることもある．もちろん，糖尿病のコントロールをしっかりすることが前提である．

発見したらどう動くか

- 神経麻痺の有無を確認する．
- 足白癬などの皮膚疾患がないか確認する．
- 足浴などで常に清潔を保持する．

微小血管障害

糖尿病性微小血管障害は，糖尿病による微小血管の障害で，糖尿病神経障害，糖尿病網膜症，糖尿病腎症，糖尿病性壊疽などがある．糖尿病性大血管障害は，糖尿病による大血管の障害で，虚血性心疾患(狭心症，心筋梗塞)，脳梗塞，閉塞性動脈硬化症を生じる．

神経障害

末梢神経障害を総称していう．筋力低下，筋萎縮，感覚鈍麻，感覚脱失などが現れる．

壊疽

壊死した組織が乾燥または感染を受け腐敗した状態．

糖尿病と皮膚病変

糖尿病による末梢神経障害，微小血管障害，細菌感染症，糖代謝異常などにより，糖尿病性の皮膚障害が発生する．

- **糖尿病性壊疽**：微小血管障害や脚の大血管閉塞が原因で，足趾や足底，手指の軽微な外傷をきっかけに，2次感染，潰瘍化し，広範な壊死が生じて難治性となる．

- **糖尿病性リポイド類壊死**：皮膚の微小血管障害が原因で，成年女性の前脛骨部に好発する．病変部は黄〜黄褐色，周囲は紫〜赤褐色を呈する．

- **糖尿病性水疱**：微小血管障害が原因で，下腿や指趾に突然，緊満性水疱を生じる．

- **皮膚感染症**：カンジダ症や白癬，癤腫症，皮下膿瘍，蜂窩織炎，化膿性爪囲炎，壊死性筋膜炎，非クロストリジウム性ガス壊疽などを生じる．

- **環状肉芽腫**：手(とくに指)や肘に淡紅色の丘疹あるいは浸潤性紅斑を生じる．糖質代謝異常発見の契機となる．

- **デュピイトラン拘縮**：両手掌，とくに尺側が索状に硬結する．進行すると屈曲拘縮をきたして有痛性になる．

- **黄色腫**：脂質異常により生じる．肘・膝・踵などの骨ばった部位に無症状性の黄色く固い結節が出現する．

壊死性筋膜炎

黒色の皮膚を見たらこう考える・こう動く

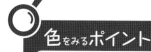

色をみるポイント
- 紫斑が急速に拡大し，全身状態が急激に悪化する．緊急の対応が必要である．

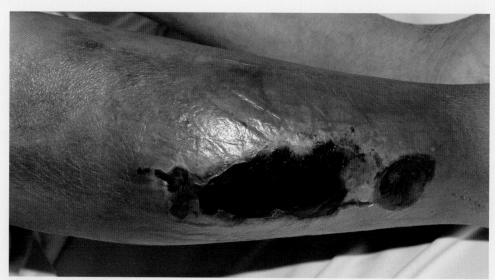

下腿に生じた壊死性筋膜炎．数時間で黒色に変化する．水疱ができることもある．

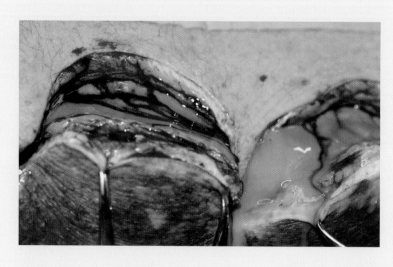

切開すると大量の膿汁が排出される．

壊死性筋膜炎とは

皮下脂肪組織およびその下の浅層筋膜の急性細菌性炎症である.

皮膚の症状としては，水疱，血疱，潰瘍，紫斑が生じるが，赤黒く見える．急速に拡大し，全身状態が悪化する．ショックや多臓器不全から死に至ることもある.

どんなときに起こるか

原因菌は，A群β溶血性連鎖球菌やG群溶血性連鎖球菌，嫌気性菌などである.

主に下肢に発症することが多いが，陰部や体幹に生じることもある．微小な外傷や足白癬が誘因となることもあるが，はっきりしていない.

治療法

すみやかに入院させ，全身管理を行い，外科的デブリードマンを行う．ペニシリン系の抗菌薬を大量投与する.

治療が遅れると死にいたる可能性が高い疾患である.

発見したらどう動くか

- バイタルサインを確認する.
- 外科，救命センター，整形外科，皮膚科などに早急に診察を依頼する.

デブリードマン

異物や壊死組織などを除去する手技．タンパク質分解酵素を含む軟膏などを用いて保存的(化学的)に行う方法と，メスや剪刀などを用いて外科的に行う方法がある.

壊死性筋膜炎とフルニエ壊疽

壊死性筋膜炎が陰部に生じた重症感染症をフルニエ壊疽という.

③ 皮膚の色ごとの特徴がわかる！

「ヒト食いバクテリア」ともいわれる壊死性筋膜炎

筋肉組織を壊死させる壊死性筋膜炎は，メディアなどで「ヒト食いバクテリア感染」ともよばれている．劇症型溶血性連鎖球菌感染症で，常在菌であるA群溶血性連鎖球菌の病原性が変化して，感染症を引き起こし，発症すると数時間で重症化して死にいたることもある．劇症型溶血性連鎖球菌感染症は，近年患者数が増加しており，注意が喚起されている.

低温熱傷

色をみるポイント

- 低温でじっくり受傷するので自覚症状がないことが多い．はじめは水疱ができ，その後，黒色壊死になる．
- 低温熱傷でも皮膚の深部まで及ぶことがある．

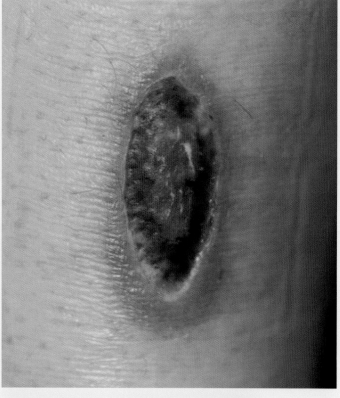

20代女性．温風ヒーターの前で居眠りしてしまい受傷．
はじめは水疱であったが，数日で黒くなった．

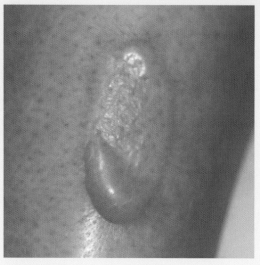

数日前の水疱

低温熱傷とは

　熱湯や火などによる熱傷は70℃以上の高温の熱源によるものだが，低温熱傷は45℃前後の低温に長時間さらされていた場合に生じる．低温でじっくり焼かれるので，皮膚の深部にまで達し，Ⅲ度熱傷になることがある．

どんなときに起こるか

　湯たんぽ，電気あんか，電気毛布，電気カーペットなどを使用していて，低温熱傷を生じることがある．
　温風ヒーターに近づき過ぎたり，ヒーターの前でうたたねをしてしまったりしても起こる．また，皮膚の感覚が鈍くなっている糖尿病患者や高齢者に起こりやすくなっている．

治療法

　熱傷の治療に準じるが，はじめは水疱だけでも数日後に黒色壊死になることもある．
　黒色壊死になった場合は外科的処置(デブリードマン，植皮)などが必要になる．

発見したらどう動くか

- いつから出現したのか確認する．
- 痛みの有無，感覚の有無を確認する．
- 皮膚科，もしくは形成外科に診察を依頼する．

低温熱傷の機序

低温熱傷は，比較的温度の低いものに長時間触れたことによる熱傷で時間をかけて熱が深部まで到達し，皮膚表面の変化は軽微だが，損傷は真皮深層または皮下に及ぶ．

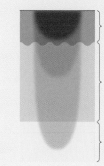

表皮：Ⅰ度熱傷

真皮：Ⅱ度熱傷

皮下組織：Ⅲ度熱傷

3　皮膚の色ごとの特徴がわかる！

爪甲下血腫

色をみるポイント

- 爪が黒くなり，悪性の腫瘍を心配し来院することが少なくない．
- 爪甲下血腫の場合，ダーモスコピーで拡大すると赤色が確認できる．
- 爪甲下血腫は自然に消退する．
- 抗凝固薬の内服では爪が黒くなりやすい．

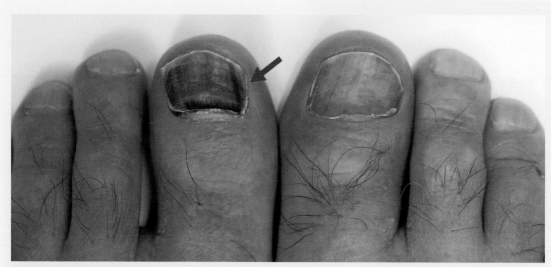

足趾に生じた爪甲下血腫（➡）．

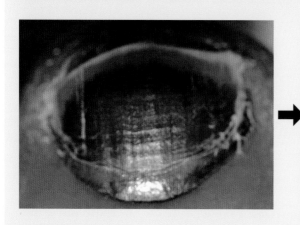 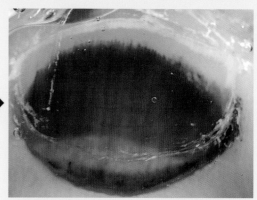

爪甲下血腫は，ダーモスコピーで赤色に見える．

爪甲下血腫とは

　爪甲下血腫は，爪組織に対する外力の作用により生じる．爪の表面にきわめて強い力がかかると爪の下で出血し，痛みと腫脹が生じる．

　時間が経つと黒く見えるため，「急に爪が黒くなった」「爪のメラノーマ（悪性黒色腫）ではないか」と心配して受診する患者がいる．

どんなときに起こるか

　長時間の歩行や，登山で硬い靴を履いて下山中に起こることが多い．

　抗凝固薬内服中の患者は，自分で気づかないほどの打撲，たとえば階段の角や扉にぶつけた，電車の中で軽く足を踏まれたなどの場合でも爪甲下血腫が起きることがある．

治療法

　血腫は放置しておいても自然に吸収される．黒い部分が徐々に爪の上方に移動していく．

　発生して間もないときは，血腫が爪を押すことにより痛みが強くなるため，注射針やゼムクリップの先端などで爪に穴を開けると，血腫が外に出るため，痛みが軽減する．

発見したらどう動くか

- 抗凝固薬内服の有無を確認する．
- 痛みが強ければ，爪に穴を開けることを検討する．
- 皮膚科の受診を勧める．

❸ 皮膚の色ごとの特徴がわかる！

ダーモスコピーの活用

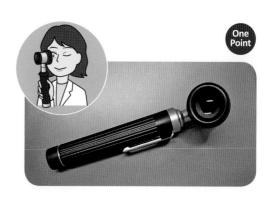

One Point

　ダーモスコピーは，皮膚を10倍に拡大して，特殊な偏光フィルターを通して観察する診断装置である．腫瘍（皮膚がんかほくろか）や血腫の鑑別などで頻繁に用いられる．マダニの吸着の鑑別などに用いられることもある（p.148参照）．

臍石
（いわゆる"へそのごま"）

色をみるポイント

- 臍石は，いわゆる"へその石""へそのごま"である．
- 垢の塊が腫瘍のように黒く隆起して見える．

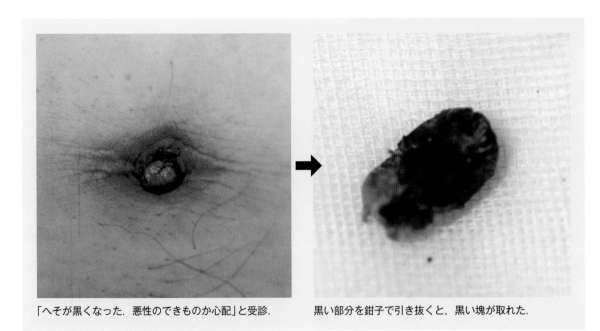

「へそが黒くなった．悪性のできものか心配」と受診．　　黒い部分を鉗子で引き抜くと，黒い塊が取れた．

臍石とは

長らく洗っていないと角質が塊となり，腫瘍のように隆起して見えるようになる．垢の塊である．

どんなときに起こるか

寝たきりの高齢者や，神経筋疾患などに伴い肢体不自由で十分に入浴，洗浄できない場合などにできることが多い．

よく「おへそは洗ってはいけない」とか「おへそを洗いすぎるとお腹が痛くなる」というような迷信が信じられており，若い人でもできることがある．

治療法

塊をつまみ，そっと引っぱると根本から取れる．
取れた後は，石鹸洗浄でなで洗いする．

発見したらどう動くか

● 無理やりこすらず，引っぱってみる．

臍石とアカツキ病

顔面や体を洗わないまま放置することにより，通常は洗い落とすべき垢が，皮膚表面に厚く蓄積した状態をアカツキ病という．
アカツキ病を発症する要因としては，もともとの皮膚疾患が悪化することを恐れて，十分に皮膚を洗わなくなる心理的な要因や，他の疾患の影響で洗髪，洗顔などができない外的な要因がある．臍に生じたものが臍石である．

3 皮膚の色ごとの特徴がわかる！

臍垢の正体
〜鱗屑・落屑とは〜

臍垢や耳垢は，落屑した角質と脂腺分泌物などの混合物である．

表皮細胞は基底細胞層で細胞分裂して増殖し，有棘細胞，顆粒細胞を経て最後に角質細胞となり，これに皮脂腺から分泌された中性脂肪などが混じって，垢となって自然に脱落する．角質の産生が増加し，ぬか状・板状などとなって皮膚表面に付着したものを鱗屑といい，表皮からはがれて脱落する現象を落屑とよぶ．

One Point

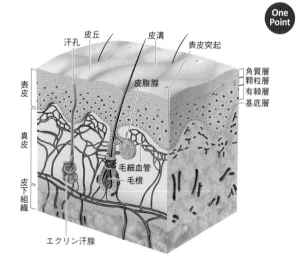

黒色の皮膚を見たらこう考える・こう動く
マダニ刺咬症

色をみるポイント

- 腕や足などに血を吸ったマダニがついて，黒く見える．口器が皮膚に刺さっている．
- マダニに刺されたら，無理に取らず医療機関を受診する．

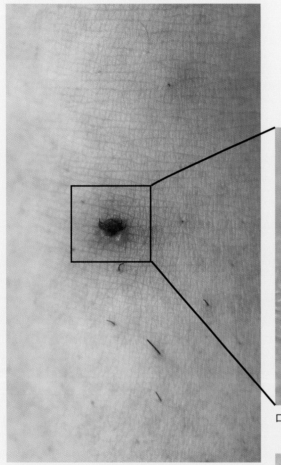

すねに黒色丘疹？ 拡大してみると……．

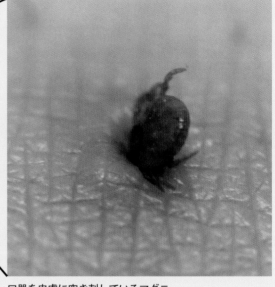

口器を皮膚に突き刺しているマダニ

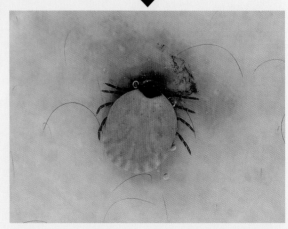

ダーモスコピーで見たマダニ．手足が赤く見えることで「マダニ」とわかる．

マダニ刺咬症とは

マダニが皮膚に吸着して生じる．マダニは種々のウイルスを媒介し重篤な感染症を引き起こす可能性がある．

マダニによる感染症は日本紅斑熱やライム病が知られているが，2013年にマダニに咬まれた，重症熱性血小板減少症候群（SFTS）の患者が報告された．

どんなときに起こるか

マダニは春から秋にかけて活動が盛んになり，森林や藪，草むらに生息する．マダニは人に取りつくと口器を突き刺し長時間吸血する．刺されても数日気がつかないことが多い．

治療法

日本紅斑熱やライム病はテトラサイクリン系の抗菌薬で治療するが，SFTSはいまだ有効な治療法は確立されていない．

発見したらどう動くか

- マダニの口器は皮膚に突き刺さっていることが多いので，見つけても安易に取らずに，医療機関を受診する．
- 周囲の皮膚も含めて口器と虫体を切り取る．
- 夏の登山やゴルフなど屋外で行動する場合は長そで，長ズボンを着用し，肌を露出しない．

日本紅斑熱

マダニを媒介とする日本紅斑熱リケッチアの感染によって引き起こされる感染症．

ライム病

マダニを媒介とするグラム陰性菌のスピロヘータの感染による人獣共通感染症．

重症熱性血小板減少症候群（SFTS）

SFTSウイルスを保有するマダニに刺咬されることで発症する．

症状は，発熱，消化器症状（嘔気，嘔吐，腹痛，下痢，下血）を主徴とし，ときに，腹痛，筋肉痛，神経症状，リンパ節腫脹，出血症状などを伴う．検査所見では，血小板減少，白血球減少，AST・ALT・LDHの上昇が認められる．

3 皮膚の色ごとの特徴がわかる！

SFTS：severe fever with thrombocytopenia syndrome，重症熱性血小板減少症候群

爪白癬
(いわゆる"爪水虫")

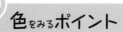

色をみるポイント

● 爪の先が白くにごり，厚みが出てくる．

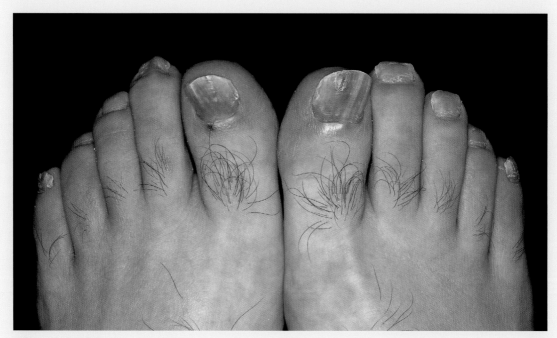

足趾に生じた爪白癬

爪白癬とは

　白癬菌が爪に寄生して生じる．足では親指に生じることが多い．手の爪にできることもあるが，多くは足白癬から続発性にできる．

　自覚症状がないため放置されることが多い．

どんなときに起こるか

足の爪では，靴を履いている時間が長い場合にできやすくなる．足白癬にかかっている場合になりやすい．手の爪にもできることがある．

治療法

確定診断は検鏡にて糸状菌を確認するか，爪の培養で確認する．治療方法は抗真菌薬の内服や外用である．

発見したらどう動くか

- 爪白癬を発見したら，指の間や足の裏に鱗屑や水疱がないかを確認する．
- 皮膚科に診察を依頼する．
- 爪甲が肥厚するとふつうの爪切りでは切れないのでニッパーを使うと切りやすくなる．
- 直接触れても感染はしないので，清拭などを行うことは問題ない．

> ### 爪白癬とフットケア
>
> 足の手入れに関連するケアをフットケアという．足の爪切りは，足用の爪切りやニッパーを用い，指の形に合わせることが基本である．足の指は四角いので，爪もそれに合わせて四角に切る．

爪白癬の内服療法

白癬治療の基本は，抗真菌薬の外用療法だが，爪白癬は，原因菌が爪甲およびその下の皮膚に存在するため，抗真菌薬の内服が適応となる．

経口抗真菌薬には，テルビナフィン(ネドリール®錠，テルビナフィン錠)とイトラコナゾール(イトリゾール®カプセル・内用液)，ホスラブコナゾール(ネイリン®カプセル)がある．テルビナフィンは白癬菌に対する第一選択薬で，イトラコナゾールは，白癬に対してはテルビナフィンが使用できない場合の第二選択薬となる．ホスラブコナゾールは2018年に発売されたトリアゾール系経口抗真菌薬で1日1回12週間内服する．

内服療法では，テルビナフィンを6～12か月連日投与あるいは，イトラコナゾールのパルス療法を行う．

爪白癬のパルス療法は，イトリゾール®カプセル(50mg)8カプセルを1日2回，朝・夕食直後に1週間の内服，3週間休薬を1クールとし，これを合計3クール投与する．3クールで，投与開始からおおむね6か月以上，爪内部に有効薬剤濃度が保たれるとされている．

足白癬
（いわゆる"水虫"）

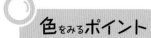

色をみるポイント

● 白色浸軟局面は，趾間に多いが，第4趾間がとくに多い．

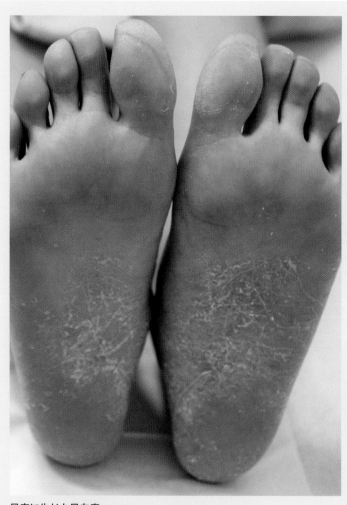

足底に生じた足白癬

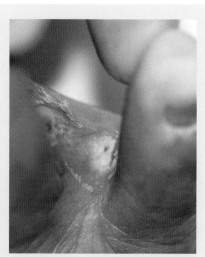

足趾間に生じた足白癬

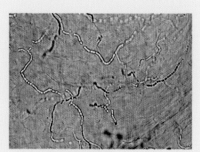

皮膚糸状菌の顕微鏡写真

足白癬とは

　真菌の一種である糸状菌が皮膚の角層につくことにより生じる.
糸状菌は角質層にあるケラチンを好むため, 角層が厚く, ケラチンの多い足底にできやすくなる.

　足底皮膚では白色の鱗屑を生じるが, 趾間型は白色浸軟局面(白くふやけた状態)を呈する.

どんなときに起こるか

　皮膚が湿った状態のときに起きやすい.

　長時間靴を履いている仕事の人, 寝たきりで入浴できない場合,
コントロール不良の糖尿病患者に生じやすくなる.

治療法

　確定診断は鱗屑を採取し検鏡する.
　抗真菌薬の外用療法が有効である.

発見したらどう動くか

- 診断確定のため, 皮膚科に診察を依頼する.
- 湿った皮膚では真菌が繁殖しやすいので, 石鹸洗浄を行い, しっかり拭いて乾かす.
- 消毒液は, かぶれることがあるので使用しない.

糸状菌

菌糸という管状の細胞から構成されている菌を総称して糸状菌という.
白癬菌は, 皮膚糸状菌の1つで, 皮膚感染症として, 体部白癬(たむし),
股部白癬(いんきん), 足白癬(水虫), 爪白癬(爪水虫), 頭部白癬(しらくも), ケルスス禿瘡(とくそう)などを生じる.

角質層

表皮の最外層にある, 扁平な角層細胞が重なった層. 肌のバリア機能を担い, 水分を肌の外に出さないで保湿すること, 外的な刺激から肌を守る役割を果たしている.

皮膚の構造

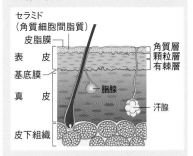

セラミド
(角質細胞間脂質)
皮脂膜
表　皮
基底膜
真　皮
皮下組織
角質層
顆粒層
有棘層
脂腺
汗腺

ケラチン

上皮細胞, 毛髪, 爪などの主成分であるタンパク質.

❸ 皮膚の色ごとの特徴がわかる！

尋常性疣贅
（いわゆる"いぼ"）

色をみるポイント

● 手足にできる，表面がざらざらしている白色丘疹である．しだいに隆起してくる．

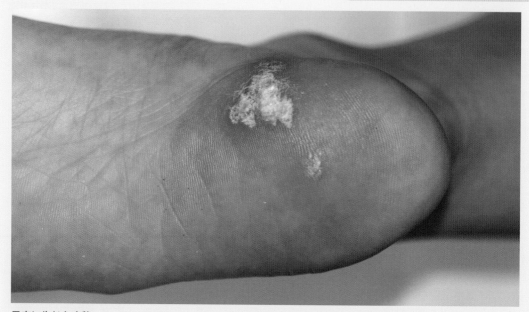

足底に生じた疣贅

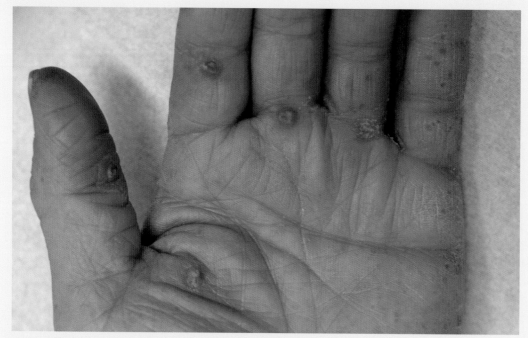

手掌の疣贅

尋常性疣贅とは

　ヒト乳頭腫ウイルス（HPV）の感染で，手足の指，足の裏に好発するが，自覚症状はほとんどない．

どんなときに起こるか

　幼少時から思春期に生じやすく，接触感染する．
　足底では隆起してくると胼胝（たこ，p.158参照）のようになり，放置し治療の開始が遅れることが多い．
　たこ，うおのめだと思い，自己判断で削ったりして大きくしてしまうことがある．

治療法

　液体窒素を用いた凍結療法が一般的である．治療は回数がかかるので，根気よく通院するよう指導する．
　サリチル酸ワセリンやモノクロロ酢酸を用いることもあるが，特効薬はない．

発見したらどう動くか

- 削ったり，爪切りで切ったりしない．
- 皮膚科に相談する．

ヒト乳頭腫ウイルス（HPV）

皮膚，腟，口腔などに乳頭腫（いぼ）をつくるウイルス．性行為などで感染し，ウイルスの型によっては子宮頸がんを引き起こす．

HPV：human papillomavirus，ヒト乳頭腫ウイルス

白色の皮膚を見たらこう考える・こう動く
レイノー現象

色をみるポイント

- 寒冷刺激や精神的緊張で生じる.
- 手指や足指の皮膚の色が蒼白, 暗紫色になる.

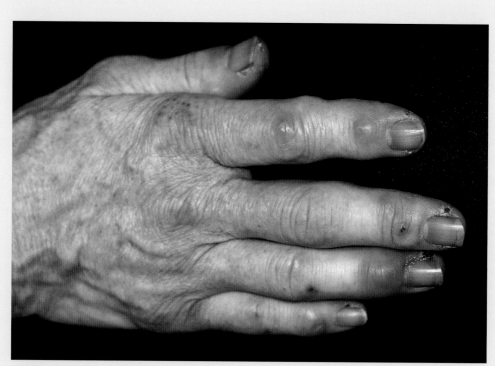

手指でみられたレイノー現象

＊レイノー現象の詳細はp.40 〜 41を参照

発見したらどう動くか

- 膠原病の精査を行う.
- 皮膚科, 免疫アレルギー科, リウマチ内科などにコンサルトを依頼する.

レイノー現象の原因疾患・膠原病と
強皮症，全身性エリテマトーデス

レイノー現象の原因疾患として多いのが膠原病である．なかでも強皮症や全身性エリテマトーデス(SLE)などで起こることが多い．

強皮症の症状

強皮症は，皮膚や内臓に膠原線維(コラーゲン)などの細胞外基質が増加し，皮膚や内臓が硬くなる．この線維化(硬化)により，さまざまな症状を呈する．

- **レイノー現象**
  寒冷刺激で手指が蒼白〜紫色になる．

- **皮膚硬化**
  手指の腫脹から始まり，手背，前腕，上腕，体幹と体の中心部分に進む．

- **その他の皮膚症状**
  毛細血管拡張，色素沈着・脱失，皮膚の石灰沈着，爪上皮の黒色出血点，指尖部虫喰状瘢痕，指尖部潰瘍など．

- **逆流性食道炎**
  食道下部の硬化による，食道蠕動低下で生じる．

- **肺線維症**
  肺の硬化による，最も重要な臓器合併症．空咳や呼吸困難が生じる．

- **口腔症状**
  舌小帯短縮，肥厚，開口障害．

- **強皮症腎クリーゼ**
  腎血管障害による，腎血管性高血圧によって，腎不全に至る．

- **その他の症状**
  手指の屈曲拘縮，関節炎，心電図異常，ミオパチーなど．

全身性エリテマトーデスの症状

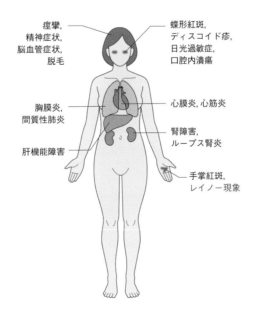

痙攣，
精神症状，
脳血管症状，
脱毛

蝶形紅斑，
ディスコイド疹，
日光過敏症，
口腔内潰瘍

胸膜炎，
間質性肺炎

心膜炎，心筋炎

肝機能障害

腎障害，
ループス腎炎

手掌紅斑，
レイノー現象

SLE：systemic lupus erythematosus，全身性エリテマトーデス

3 皮膚の色ごとの特徴がわかる！

鶏眼, 胼胝
（いわゆる"うおのめ", "たこ"）

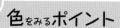

色をみるポイント

● 鶏眼（うおのめ）も胼胝（たこ）も, どちらも白色に見えるが, 鶏眼は中央に芯ができ, 胼胝は全体的に硬く盛り上がる.

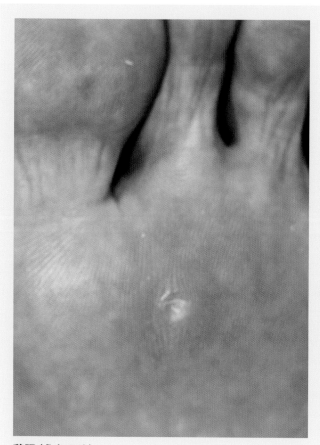

鶏眼（うおのめ）

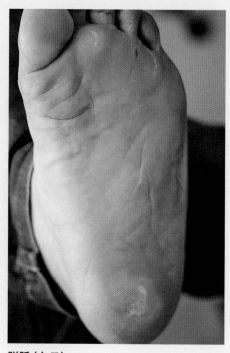

胼胝（たこ）

鶏眼けいがん，胼胝べんちとは

鶏眼はいわゆる"うおのめ"，胼胝はいわゆる"たこ"である．

どちらも体重がかかったり，靴が当たって押されたりする慢性的な刺激による角質の増生である．どちらも硬くなるが，鶏眼は硬くなった角質の中心が芯のように皮膚の下に進入し，見た目が魚の目のように見えるため"うおのめ"とよばれる．

鶏眼の目の部分は痛みを伴う．胼胝は全体的に肥厚するので痛みはないことが多いが，角化部分が隆起してくれば圧痛が出てくる．

どんなときに起こるか

靴のサイズが合っていない場合や，長時間の歩行でできることが多い．高齢者で外反母趾を患っている場合もできやすい状態である．

外反母趾

足の親指が中足趾節関節で外側に屈曲した変形．

治療法

眼科尖刀，メス刃，たこ削り機で削る．
スピール膏™やサリチル酸ワセリンなどでふやかす．

発見したらどう動くか

- 靴や履き物が当たっていないか確認する．
- 皮膚科の受診を勧める．
- 糖尿病患者は神経障害がある場合，足底の感覚がわからなくなり，胼胝を自己処置で削って感染や潰瘍形成することがあるので注意する．

3 皮膚の色ごとの特徴がわかる！

脂腺母斑

色をみるポイント

- 先天性の母斑である.
- 遠くから見ると毛がない
  ように見えるが, 近くで
  見ると黄色く見える.

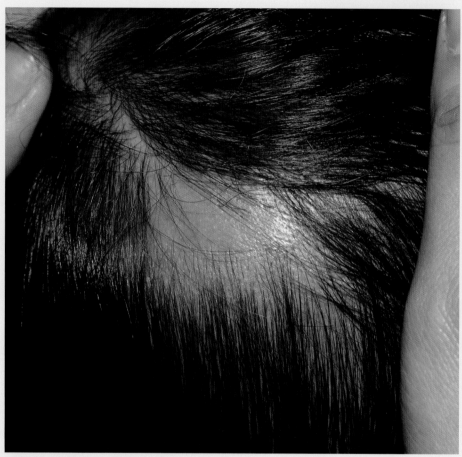

2歳男児. 頭頂部にみられることが多い.

脂腺母斑とは

主に頭頂部に生じる先天性の母斑で，脂腺が増生しているので黄色に見える．

出生時から存在しており，頭頂部にできることから脱毛斑と間違えられることが多い．

どんなときに起こるか

はじめは平らで淡い黄色のことが多いが，成長に伴い表面がざらざらして盛り上がってくる．

脂腺母斑は早ければ，思春期前後から主に中高年以降に，二次腫瘍(毛包系の良性腫瘍や汗腺系の腫瘍，基底細胞がん)ができる可能性がある．

治療法

外科的に切除する．

脂腺母斑自体は悪性ではないが，二次腫瘍ができる可能性が高いので切除することをお勧めする．

発見したらどう動くか

- 「生まれつきはげができている」と放置されやすいが，自然消褪はしないので，皮膚科か形成外科の診察を勧める．

母斑

皮膚の一部分に生じる，先天性の要因によるあざ状の奇形をいう．色調の変化を伴うものと形態の変化を伴うものがある．色調変化の母斑に，ポートワイン母斑などの赤あざ，ほくろなどの黒あざ，蒙古斑などの青あざなどがある．形態学的変化の母斑に表皮母斑，脂腺母斑，面皰母斑などがある．

3 皮膚の色ごとの特徴がわかる！

黄色肉芽腫

色をみるポイント

● 黄色の"つるっとした"丘疹. 小児では急激に増えることがある.
● 組織球が肉芽のように増殖して生じる.

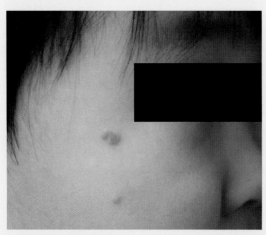

小児の顔面の黄色肉芽腫

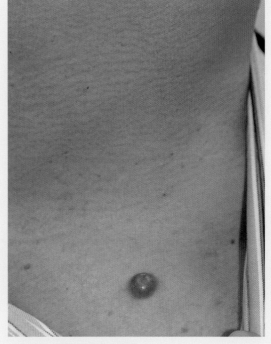

成人男性の頸部の黄色肉芽腫

黄色肉芽腫とは

黄色～暗赤色調の数mmから1cmまでの丘疹である.

顔面や四肢, 体幹に好発する. 自覚症状はない.

組織球が肉芽のように増殖して生じる丘疹だが, 血清脂質の異常はない.

どんなときに起こるか

生下時から生後数か月以内に出現する. この時期に発生した状態は若年性黄色肉芽腫ともいう.

通常は5～6歳までに自然に消褪する.

成人でも同様の皮疹が生じることがある.

治療法

小児の場合, 自然消褪するので経過観察でも問題ない.

成人の場合は自然消褪しないが, 経過観察する. 治療するならば外科的切除となる.

発見したらどう動くか

- 小児の場合は他の疾患との鑑別のため, 一部皮膚生検して診断を確定することもある.
- 皮膚科に相談する.

組織球

マクロファージ, 大食細胞ともいう. 組織内にある細胞で, 白血球の一種で, 遊走し, 体内の廃棄物となった細胞や細菌などの異物を貪食する.

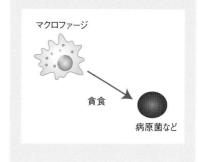

マクロファージ

貪食

病原菌など

3
皮膚の色ごとの特徴がわかる!

眼瞼黄色腫

色をみるポイント

- 左右の上瞼（うわまぶた）の内側に左右同時にできることが多い．黄色で，表面はなめらかである．
- 皮膚粘膜に漏れ出た脂質が組織球に蓄積して生じる．

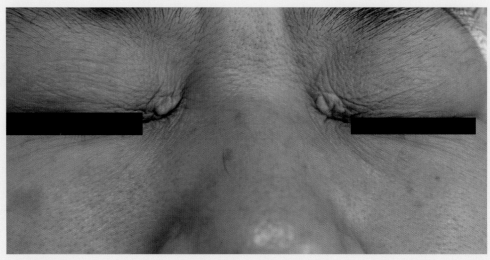

左右対称に生じる．

眼瞼黄色腫とは (表1)

　皮膚に漏れ出た脂質を組織球が貪食し，泡沫細胞として組織に存在する状態を黄色腫症という．

　黄色腫が眼瞼部にできる状態が眼瞼黄色腫である．

　扁平でわずかに隆起する黄色の局面で左右対称で主に上眼瞼の内眼角部に生じる．自覚症状はない．

黄色腫と黄色肉芽腫との違い

黄色腫は，組織球が脂質を貪食して泡沫細胞となり，コレステロールエステルを細胞内に蓄積して症状を発症するのに対し，黄色肉芽腫は組織球が異常に増殖して生じたものである．そのため，黄色腫は脂質異常症を伴うが，黄色肉芽腫は脂質異常を認めない．

どんなときに起こるか

眼瞼黄色腫の患者は，約半数で高コレステロール血症を伴う．

治療法

整容的に気になる場合，治療を行う．

治療は外科的切除，液体窒素での凍結療法，レーザー照射などである．

高コレステロール血症がある場合はその治療も行う．

発見したらどう動くか

- 高コレステロール血症の合併の有無の確認．
- 治療は皮膚科か形成外科に相談．

表1　黄色腫の原因と種類

原因	病名	特徴
高LDL血症	結節型黄色腫	肘頭，膝蓋，殿部など外力の加わりやすい部位に常色の皮下結節または黄白色の結節が生じる
	眼瞼黄色腫	両眼瞼の内眼角に黄白色の扁平な隆起性の小結節がみられる．脂質代謝異常を認めない正脂血症性黄色腫もある
	扁平黄色腫	扁平な黄色調の変化を示す．正脂血症性黄色腫もある
	腱黄色腫	アキレス腱や手足，膝の腱が腫瘤状になる
高TG血症	発疹性黄色腫	直径5mm以下の小型の黄色調丘疹が殿部，肩，四肢伸側などに多発する
高βVLDL血症	手掌線条黄色腫	手筋が黄色く盛り上がる

3　皮膚の色ごとの特徴がわかる！

LDL：low-density lipoprotein，低比重リポタンパク　　TG：triglyceride，トリグリセリド
VLDL：very low-density lipoprotein，超低比重リポタンパク

脂漏性角化症
（いわゆる"老人性いぼ"）

色をみるポイント

● 老人性色素斑（p.170参照）と同じような茶色の皮疹であるが，盛り上がってざらざらしている.

● 色の濃さはさまざまである.

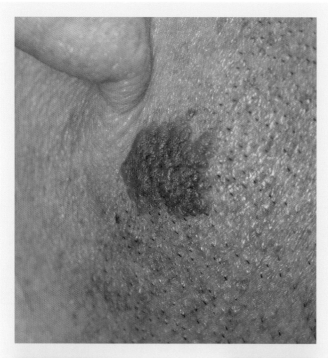

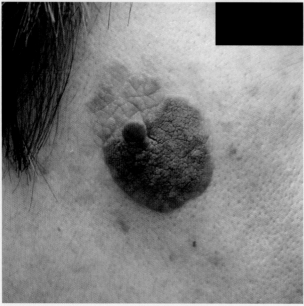

境界明瞭な，盛り上がるような
茶色の小結節がみられる.

脂漏性角化症とは

老化現象の一種で通常中年以降に現れ，徐々に増えていく．頭部，顔面，体幹に好発するが，手掌，足底にはできない．

周囲との境界がはっきりしており，表面が小さい粒が集まって盛り上がるような茶色の小結節である．

通常，自覚症状はないが，ときどきかゆくなる人もいる．

色調は茶色，茶褐色が多く，黒色に見えることもある．

どんなときに起こるか

20歳代から出る人もいる．

老人性色素斑の上に脂漏性角化症ができることもある．

治療法

老化現象なので，治療しなくても問題ない．

かゆくなったり，隆起部がこすれて出血したりするようであれば治療する．

液体窒素を用いた凍結療法が一般的だが，切除することもある．

発見したらどう動くか

- 皮膚科受診を勧める．
- 脂漏性角化症が数か月のうちに急激に多発し，かゆみが強い場合は，内臓悪性腫瘍（とくに胃がん）が存在する可能性があるので（レーザー・トレラ徴候），全身精査が必要である．

レーザー・トレラ徴候

内臓悪性腫瘍に伴って脂漏性角化症が急速に出現，多発してくることをいう．

❸ 皮膚の色ごとの特徴がわかる！

表皮母斑
(いわゆる"あざ"の一種)

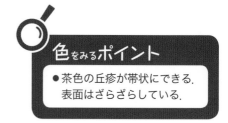

色をみるポイント

● 茶色の丘疹が帯状にできる.
表面はざらざらしている.

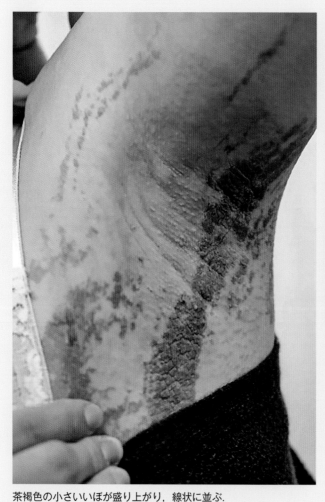

茶褐色の小さいいぼが盛り上がり,線状に並ぶ.

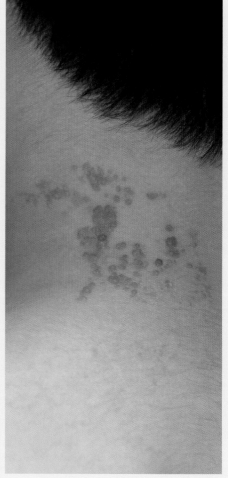

表皮母斑とは

疣贅状表皮母斑ともいうが，あざの一種である．

茶褐色の小さいいぼが盛り上がってきて，線のように並ぶ．

盛り上がってくると全体は茶色に見えてくる．

もともとの自覚症状はないが，盛り上がってきた部分にかゆみや湿疹を併発することもある．

どんなときに起こるか

生まれつき，または乳幼児期に気がつく．

原因は不明である．

治療法

自然に消えることはないが，良性のあざなので治療の必要はない．

湿疹が併発することがあれば湿疹の治療が必要である．

整容的に気になれば治療する．治療は外科的な治療で切除，凍結療法，削り術などがある．

発見したらどう動くか

- 良性のあざなので心配ないことを説明する．
- 診断がついていない場合は皮膚科受診を勧める．

母斑の種類　One Point

母斑は，異常を呈する皮膚の構成成分の種類により，メラノサイト系，上皮系，間葉系に分類される．

- **メラノサイト系**
  青色母斑，太田母斑，伊藤母斑，後天性メラノサイトーシス，蒙古斑

- **上皮系**
  表皮母斑，脂腺母斑，毛包母斑，アポクリン母斑，エクリン母斑

- **間葉系**
  表在性脂肪腫性母斑，立毛筋母斑，結合織母斑，軟骨母斑

3 皮膚の色ごとの特徴がわかる！

茶色の皮膚を見たらこう考える・こう動く

老人性色素斑
（いわゆる"しみ"）

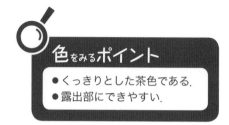

色をみるポイント

● くっきりとした茶色である.
● 露出部にできやすい.

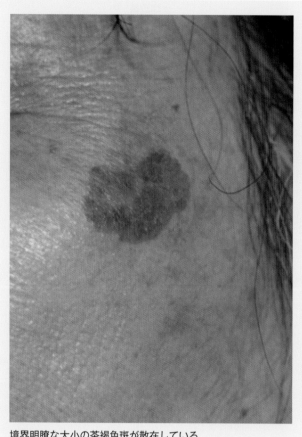

境界明瞭な大小の茶褐色斑が散在している.

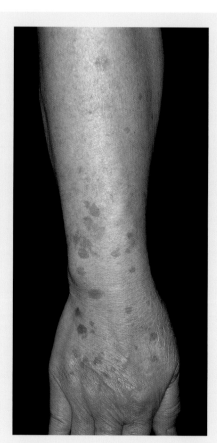

老人性色素斑とは

ほとんどの中年以降の男女に出現する.

主に顔面や手背，前腕伸側などに比較的境界明瞭な大小の茶褐色斑が散在する.

どんなときに起こるか

紫外線が当たる部位にできやすいが，若い頃に日焼けした時間が長かった人や，外で活動する時間が長い人にできやすい．一部は脂漏性角化症(p.166参照)に移行する.

治療法

病気ではないので治療しなければいけないというものではない.

治療するとすれば，レーザー治療や凍結療法など美容的な治療になる(自費診療のことが多い).

発見したらどう動くか

- 気になれば，皮膚科，美容皮膚科受診を勧める.
- 日焼け止めの使用を勧める.

紫斑と色素斑

紫斑は，皮膚や粘膜の組織中に出血することによって起こる紫色の斑点であり，色素斑は，メラニン色素が皮膚に沈着することにより生じる斑点である．メラニン色素が，表皮など浅いところに沈着すると黒くなり，真皮など深いところに沈着すると青くなる.

紫斑と紅斑

紫斑は，皮膚組織内の出血によって起こるものに対し，紅斑は毛細血管の拡張で，真皮上層の赤血球が見えて赤色を呈しているものである．紅斑の場合，圧迫により赤血球が圧迫部より移動し，発赤は消褪する．硝子板法で，圧迫部の発赤が消褪するかどうかで，紫斑と鑑別できる.

3 皮膚の色ごとの特徴がわかる！

緑色の皮膚を見たらこう考える・こう動く

緑色爪
(green nail)

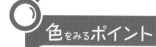
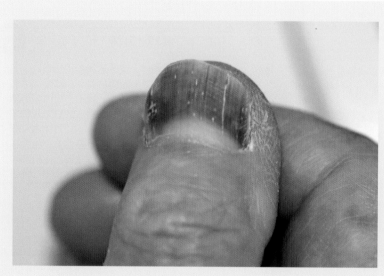

緑膿菌の感染で生じた緑色爪
（green nail）

緑色爪とは

　緑膿菌による感染のため，緑膿菌が出す色素によって爪が緑色に
なる状態である．健康な爪には緑膿菌がつくことはないため，何ら
かの感染が起きている．

どんなときに起こるか

　爪白癬や爪カンジダ症などにかかっている状態や爪がはがれてい
たり，周囲の皮膚にささくれができていたりすると緑膿菌に感染し
やすい．

　さらに人工爪や付け爪をしている場合でも，本来の爪との間に隙
間ができ緑膿菌が増殖しやすい環境になる．

治療法

　緑膿菌は湿った環境で増殖するため，患部を乾燥することが大切である.

　爪白癬や爪カンジダ症が原因であれば，それに対する治療を行う.

　人工爪や付け爪ははずす.

発見したらどう動くか

- 手洗い後はしっかり拭くなど，爪を乾燥させるようにする.
- 原疾患がないか皮膚科に相談する.
- 緑色の部分を切りすぎないようにする.

潰瘍についた緑膿菌　**One Point**

　手術創や潰瘍にも緑膿菌がつくと緑色に見える.

　下の写真は，緑膿菌感染により緑色を呈した足の創傷である.

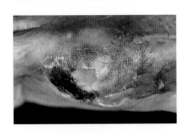

One Point

さまざまな爪の疾患

　爪甲に形態や色調の変化を生じる爪の疾患は，全身性疾患に伴う栄養障害，爪甲の炎症，外傷，腫瘍，感染などで生じる.

- **ばち状指（p.28 〜 29参照）**
  指趾の先端がばちのように肥大した状態. 肺がん，間質性肺炎などの慢性肺疾患，チアノーゼ性心疾患，肝硬変，クローン病，潰瘍性大腸炎などでみられる.

- **スプーン状爪（匙状爪）**
  鉄欠乏性貧血が原因で，スプーン状に陥没する.

- **黒色爪**
  メラニン色素沈着によって爪甲に黒色変化が生じた状態. 爪甲の色素沈着が直線状であるときは爪母にほくろや色素性母斑があ

ることを意味する（爪甲色素線条）. 爪郭部や指尖部に黒褐色斑（ハッチンソン徴候）を伴う場合や，爪の破壊，黒色あるいは赤色の結節を伴うものでは，悪性黒色腫を疑う.

- **緑色爪**
  爪甲に感染した緑膿菌の産生する色素で生じる.

- **黄色爪**
  リンパ循環障害で生じる. 手足のすべての爪が黄色みを帯びるのは，イエローネイル症候群とよぶ.

- **白色爪**
  低アルブミン血症や肝硬変，慢性腎不全などに伴って生じることがある.

3 皮膚の色ごとの特徴がわかる！

青色の皮膚を見たらこう考える・こう動く
太田母斑

色をみるポイント

- 褐青色から灰青色調の母斑である.
- 顔面に好発する黒あざで, レーザー治療が有効である.

目の周囲を中心に, 頬, 額に生じることが多い

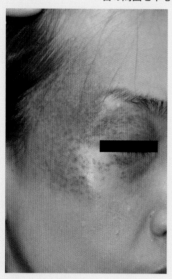

成人の太田母斑

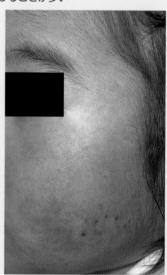

小児の太田母斑

太田母斑とは

　黄色人種の思春期女子に好発し, 顔面の三叉神経第1, 2枝領域に片側性に発症する(**図1**).

　色調は単一ではないが, 淡青褐色から淡黒色に見えることが多い.

　眼球結膜や頬粘膜にも色素斑がみられることがある.

　悪性化することはないが, 自然消褪もない.

どんなときに起こるか

生後まもなく発症する早発型と，小児期や思春期に発症する遅発型がある．

治療法

Qスイッチレーザーによる治療が著効するが，回数はかかる．
レーザー治療は保険適用だが，次の治療まで3か月空ける必要がある．

発見したらどう動くか

- レーザー治療が可能な医療機関を受診する．
- メークでカバーすることで心理的負担が軽減できる．

> **Qスイッチレーザー**
>
> レーザー光の照射時間(パルス幅)が1/1,000,000,000秒以下のものをQスイッチといい，パルス幅が短くなればなるほど熱が広がりにくく，エネルギーが強くなって深部まで届く．
> Qスイッチレーザーは，しみやあざ，ほくろなどのメラニン色素のみに反応して色素を破壊する医療用レーザーである．老人性色素斑，異所性蒙古斑，太田母斑などに効果が高いといわれる．

図1　真皮メラノサイトによる母斑の好発部位

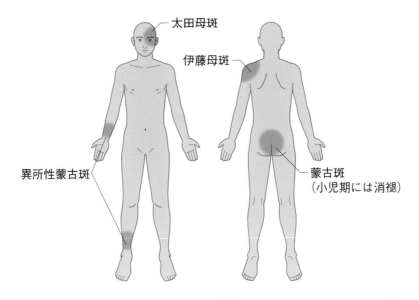

太田母斑

伊藤母斑

異所性蒙古斑

蒙古斑
(小児期には消褪)

＊「真皮メラノサイト」についてはp.177を参照

3 皮膚の色ごとの特徴がわかる！

青色の皮膚を見たらこう考える・こう動く
異所性蒙古斑

色をみるポイント

- 真皮メラノサイトの増生により生じる先天性斑点である．
- 蒙古斑と色調は同じだが，成長しても消えない．レーザー治療が有効である．

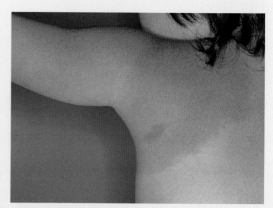

小児例．腕まで広がっている．

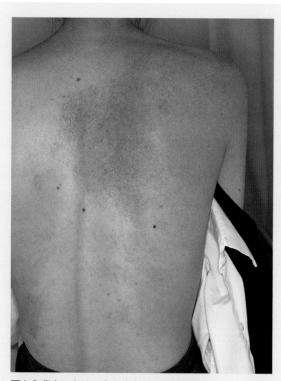

肩から背中にかけて大きく広がる異所性蒙古斑

異所性蒙古斑とは

　蒙古斑は真皮メラノサイトの増生により生じる先天性の灰青色斑で，主に仙骨部付近に生じる．

　蒙古斑が腰殿部以外の顔面や四肢に生じた場合を異所性蒙古斑という．

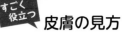

どんなときに起こるか

蒙古斑は出生時に認められ，黄色人種ではほぼ100％に出現する.

通常4〜10歳までには自然消褪するが，色調の濃い異所性蒙古斑は自然消褪せずに残ることが多い.

治療法

病気ではないので治療しなければいけないというものではないが，整容的に気になれば治療する.

治療をする場合，レーザー治療でQスイッチレーザーは有効である.

発見したらどう動くか

- レーザー治療ができる皮膚科・形成外科の受診を勧める.

真皮メラノサイトとは

メラノサイトは，母斑細胞・色素細胞・メラニン細胞ともよばれ，メラニン色素を産生する細胞である.

真皮内のメラノサイトの分布する部位により，タイプの異なる母斑が生じる.

メラノサイトの分布による真皮メラノサイト系母斑の分類

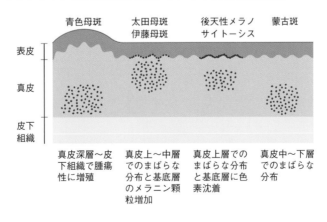

数字・欧文

あ行

か行

な行

は行

忙しい看護現場でもすぐできる！
すごく役立つ 緊急度と色でわかる皮膚の見方

2020年4月5日	初版　第1刷発行	
2021年5月14日	初版　第2刷発行	

監　修	岩澤_{いわさわ}　うつぎ	
発行人	小袋　朋子	
編集人	増田　和也	
発行所	株式会社 学研メディカル秀潤社	
	〒141-8414 東京都品川区西五反田 2-11-8	
発売元	株式会社 学研プラス	
	〒141-8415 東京都品川区西五反田 2-11-8	
印刷製本	株式会社真興社	

この本に関する各種お問い合わせ
【電話の場合】
● 編集内容については Tel 03-6431-1237（編集部）
● 在庫については Tel 03-6431-1234（営業部）
● 不良品（落丁，乱丁）については Tel 0570-000577
　学研業務センター
　〒 354-0045　埼玉県入間郡三芳町上富 279-1
● 上記以外のお問い合わせは学研グループ総合案内 0570-056-710（ナビダイヤル）
【文書の場合】
● 〒 141-8418　東京都品川区西五反田 2-11-8
　　学研お客様センター『忙しい看護現場でもすぐできる！すごく役立つ 緊急
　　度と色でわかる皮膚の見方』係

©U. Iwasawa 2020.　Printed in Japan
● ショメイ：イソガシイカンゴゲンバデモスグデキル！ スゴクヤクダツ キンキュウドト
　　　　　イロデワカルヒフノミカタ

　本書に記載されている内容は，出版時の最新情報に基づくとともに，臨床例をもとに正
確かつ普遍化すべく，著者，編者，監修者，編集委員ならびに出版社それぞれが最善の努
力をしております．しかし，本書の記載内容によりトラブルや損害，不測の事故等が生じ
た場合，著者，編者，監修者，編集委員ならびに出版社は，その責を負いかねます．
　また，本書に記載されている医薬品や機器等の使用にあたっては，常に最新の各々の添
付文書や取り扱い説明書を参照のうえ，適応や使用方法等をご確認ください．

株式会社 学研メディカル秀潤社